药代动力学实验教程

（第二版）

金晶 温预关 钟国平 主编

YAODAI DONGLIXUE SHIYAN JIAOCHENG (DI-ER BAN)

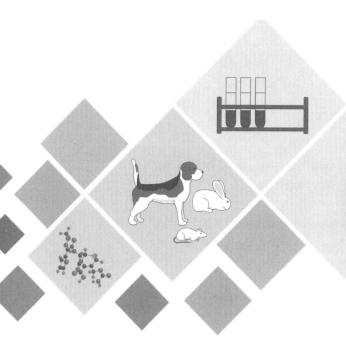

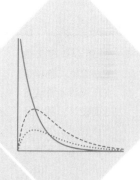

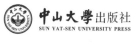

中山大学出版社
SUN YAT-SEN UNIVERSITY PRESS

·广州·

图书在版编目（CIP）数据

药代动力学实验教程/金晶，温预关，钟国平主编.—2版.—广州：中山大学出版社，2023.12
ISBN 978-7-306-07899-5

Ⅰ.①药…　Ⅱ.①金…②温…③钟…　Ⅲ.①药物代谢动力学—教材
Ⅳ.①R969.1

中国国家版本馆 CIP 数据核字（2023）第 163031 号

出　版　人：王天琪
策划编辑：鲁佳慧
责任编辑：鲁佳慧
封面设计：林绵华　卢浩扬
责任校对：吴茜雅
责任技编：靳晓虹
出版发行：中山大学出版社
电　　话：编辑部 020 - 84110283，84113349，84111997，84110779，84110776
　　　　　发行部 020 - 84111998，84111981，84111160
地　　址：广州市新港西路 135 号
邮　　编：510275　传　真：020 - 84036565
网　　址：http://www.zsup.com.cn　E-mail：zdcbs@mail.sysu.edu.cn
印　刷　者：广州市友盛彩印有限公司
规　　格：787mm×1092mm　1/16　11.5 印张　278 千字
版次印次：2017 年 4 月第 1 版　2023 年 12 月第 2 版　2023 年 12 月第 3 次印刷
定　　价：48.00 元

本教材得到中山大学本科教学质量工程项目支持

本书编委会

主　编　金　晶　温预关　钟国平

副主编　李嘉丽　卢浩扬　尚德为

编　者（以姓氏笔画为序）

卢浩扬（广州医科大学附属脑科医院）

李　璐（广州医科大学附属脑科医院）

李嘉丽（中山大学药学院）

陈江英（中山大学药学院）

陈芳芳（中山大学药学院）

尚德为（广州医科大学附属脑科医院）

金　晶（中山大学药学院）

钟国平（中山大学药学院）

姜伊鸣（中山大学药学院）

倪晓佳（广州医科大学附属脑科医院）

温预关（广州医科大学附属脑科医院）

前　言

药代动力学在新药研发、制剂质量评价以及临床合理用药等方面均有不可或缺的理论价值和实践意义。药代动力学实验是药代动力学课程教学的重要组成部分。通过药代动力学实验，既可进一步巩固学生药代动力学的相关知识，理论联系实际，又可培养其动手能力，提高独立发现问题、分析问题、解决问题的能力，培养客观、严谨的思维方法和积极开拓的创新精神。

为了进一步提升药代动力学课程的教学质量，紧跟学科发展趋势，与时俱进，我们于2022年6月开始对第一版的《药代动力学实验教程》教材进行修订，推出《药代动力学实验教程》（第二版）。在第二版中，我们融入了更多的药代动力学课程基础知识及新技术和新方法。10多年的教学实践证明，药代动力学实验课程的开设，对于加深学生对理论课程内容的理解、提升学生研究药学问题的能力，具有非常重要的意义。

本教程结合药学专业本科生和研究生的专业知识背景和培养目标，围绕药代动力学研究的全过程，重点介绍了"头孢呋辛和对乙酰氨基酚在家兔体内的药代动力学实验"。我们结合药代动力学的最新进展，在第四、五、六编里，按照体内药代动力学实验、体外药代动力学评价实验和药物相互作用实验三个部分，针对性地选择了相关代表性实验进行介绍，可供具备不同药代动力学实验教学条件的使用者参考，同时增加相关知识和技术的介绍，以拓展学生对药代动力学实验方法和技能的理解。

本教程每个实验均含有实验目的、原理、方法、注意事项等内容，并提供思考题以拓展学生思维。另外，本教程还附有药代动力学实验相关规范性要求等附录供参考，以期全面培养学生认真、规范、客观、严谨、求实的科学研究态度。

由于水平有限，本教程可能存在一些不足之处。我们真诚希望广大读者批评、指正，提出宝贵意见，以便今后不断完善和提高。

编者

2023 年 3 月

目 录

课 程 概 述

药代动力学实验课程是在生物药剂学与药物动力学等课程的基础上，为药学专业高年级本科学生开设的必修实验课程。药学专业的研究生通过学习药代动力学实验的基本流程和方法，熟悉必要的操作技能，可满足将来相应工作的需要。

一、教学目的

通过本课程的学习，学生应达到如下要求：

（1）进一步巩固生物药剂学与药物动力学等课程的基础知识，理论联系实际，提高动手能力，以及独立发现问题、分析问题和解决问题的能力，培养科学思维方法和开拓创新能力。

（2）了解、熟悉、掌握药代动力学实验相关的基本操作思路与方法。

二、课程要求

（1）任课教师应向学生讲清课程的性质、任务要求、安排和进度、评分方法、实验守则、实验安全制度、值日生制度及实验记录的书写格式等。

（2）实验以基本操作为主，实验前学生必须按照要求进行预习。

（3）实验建议多人（3～5人）协作，在规定的时间内完成，学生应详细记录观察到的实验现象。

（4）实验中学生要注意正确使用和维护各种仪器、设备。

（5）学生应注意实验操作全程的规范性、安全性。

（6）由于本实验课程需要接触生物样本，实验过程中学生不得穿短裙、短裤、拖鞋等，必须按要求穿着实验服并佩戴实验用口罩和手套。

（7）实验结束，学生要收拾好桌面，将仪器清洗干净并摆放好，值日生要打扫卫生，检查水、电，待教师签名后才能离开。

（8）实验完成，学生应及时整理实验资料，并根据结果撰写实验报告。

第一编　药代动力学实验基础

第一章　实验室管理制度

（1）严格遵守实验课堂纪律。不得迟到和早退，请事假或病假须提供学工部门出具的请假单。未经教师允许，不准私自调换实验分组及实验时间。

（2）进入实验室必须穿着实验服，教师特别指明的某些情况，必须戴口罩和手套。禁止穿露趾的鞋、拖鞋及披散长发进入实验室。不得在实验室内进食。

（3）使用仪器、药品、试剂等各种物品时必须注意节约。洗涤和使用仪器时，应小心仔细，防止损坏仪器。使用贵重精密仪器时，应严格遵守操作规程，发现故障时必须立即报告教师，不得擅自动手检修。

（4）实验室内严禁吸烟！必须严格遵守防火、防爆规程，易燃物（如乙醇、丙酮、乙醚、甲醇、乙腈等）不能直接加热，且应远离明火火源。凡产生烟雾、有害气体和不良气味的实验，均应在通风条件下进行。使用微波炉加热溶液时必须在教师的指引下进行，严禁私自使用微波炉加热任何溶液！

（5）每次实验前应尽可能了解实验中使用的试剂的理化性质，尤其是是否有毒性等，并严格按照教师针对试剂发出的安全指引进行实验操作。

（6）实验台面应随时保持整洁，仪器、药品摆放整齐。与实验无关的个人物品（特别是水杯和食物）不要放在实验台面。公用试剂用毕，应立即将其盖严并放回原处。勿将试剂、药品洒在实验台面或地上，勿用手或身体其他部位直接接触药品。实验完毕，玻璃器皿须洗净放好，实验台面须清理干净，才能离开实验室。

（7）化学试剂的存放必须按照规定执行，特别注意：实验室中易燃性液体、有机酸的常规储存量不能大于 50 L（单容器内不能大于 25 L）。配制好的溶液必须存放在标记清晰的相关容器内，不得随意转移，不得修改或撕毁标签，标签应注明配制溶液的名称、浓度、时间及其他需要标注的事项。不能随意更换、丢弃容器配套的瓶盖或滴管。

（8）配制的试剂和实验过程中的样品，尤其是保存在冰箱中的样品，必须贴上标签，写上品名、姓名、日期及其他相关信息。放在冰箱中的易挥发溶液和酸性溶液，必须严密封口。

（9）一般废液可倒入水槽内，同时放水冲走。强酸、强碱、有机溶剂和有毒液体必须倒入专用废液缸内。

（10）实验前必须认真预习，书写预习报告，以备教师在实验过程中检查。

（11）实验过程中要听从教师的指导，严肃、认真地按操作规程进行实验，并把实验结果和数据及时、如实地记录在实验记录本和公用电脑上。完成实验后经教师（或助教）检查同意，方可离开实验室。

（12）实验室内一切物品，未经本室负责教师批准，严禁携带出实验室。

第二章 药代动力学实验管理要求

1）应建立完善的组织管理体系，任命实验课程负责人和实验操作负责人，并配备相应的实验人员和助教。

2）实验课程负责人应具备相关专业多年本科教学经历，熟悉业务，能全面有效地组织、指导和开展实验工作。其职责包括：

（1）全面负责实验课程的建设，确保顺利开展实验课程所需要满足的各项条件。

（2）组织制订和修改实验讲义，确保实验讲义适时更新。

（3）制订教学大纲，掌握各项教学工作的进展。

（4）建立有效的交流机制，以保证实验人员、助教与学生之间可及时、有效地沟通。

（5）建立完善的实验教学和考核机制。

（6）在每项实验开始前，指定实验操作负责人。

（7）审查与批准实验教学进度表、教学经费预算、实验结果或报告。

（8）指定专人负责检查实验室的环境、设施、仪器、设备、档案资料与生物样本的管理等。

3）实验操作负责人专门负责某项具体实验的工作，应具备相应专业本科教学经验，对所承担实验的方法、结果和报告负直接责任。其职责包括：

（1）制订该实验的方案。

（2）全面负责该实验的运行管理、组织实施。

（3）建立并验证有关方法。

（4）确保所有参与该实验的人员明确各自所承担的内容，并掌握和执行相关的标准操作规程。

（5）掌握教学进展，确保实验记录及时、完整、准确和清晰。

（6）确保实验中偏离方案的情况及采取的措施均有详细记录。

（7）整理、分析实验数据和结果，指导学生撰写实验报告。

（8）及时处理实验期间的应急情况。

4）实验工作人员应符合以下要求：

（1）具备严谨的科学作风和良好的职业道德，经过培训与考核。

（2）熟悉实验的各项要求，掌握并严格执行相关的标准操作规程。

（3）指导、协助学生开展实验，监督学生及时、完整、准确、清晰地进行实验记录，应及时将实验中发生的可能影响结果的任何情况报告给相应负责人。

（4）根据教学的需要着装，保持工作环境正常。

（5）遵守健康检查制度，确保实验过程安全有序、实验样本不受污染。

5）实验室环境应保持清洁、卫生，环境调控应符合相应工作的要求。

6）实验设施的基本要求：

（1）有完善的实验设施，并处于良好的运行状态。

（2）具备相应的安全防护、应急和急救设施。

（3）洁净区与污染区分离。

（4）具备保存生物样本的设施；确保样本的完整性，并防止交叉污染。

（5）具备不同实验用品的储存设施，确保实验材料、试剂、标准物质等的储存符合相关要求；危险化学品、归属于麻醉药品和精神药品的物质、放射性物质的保管设施应符合《危险化学品安全管理条例》《麻醉药品和精神药品管理条例》和《放射性药品管理办法》的相关规定。

7）废物处理的基本要求：

（1）应按照《医疗废物管理条例》和《医疗卫生机构医疗废物管理办法》的相关规定处理医疗废物。

（2）应参照《实验室生物安全通用要求》的要求妥善处理过期的化学试剂、含化学试剂的废物。

8）仪器设备的基本要求：

（1）配有与实验相适应的仪器、设备，仪器的量程、精度、分辨率等应符合相应要求。

（2）放置地点合理。

（3）应有专人管理，由专业技术人员按照相关要求定期进行校正、维护。

（4）应有明显的状态标识；新购进的仪器应具有安装验证、操作验证以及性能验证报告；对不合格、待修、待检的仪器，应及时联系相关技术人员进行处理并确保维修记录存档。

（5）根据仪器、设备的性能要求定期进行性能验证，确保仪器、设备处于良好的状态。仪器定期性能验证的文件应存档。

（6）设备操作人员应经过培训，考核合格后方可上岗，并严格执行相关标准操作规程。

9）实验材料的管理要求：

（1）应根据实验选择、使用与实验方案中一致的实验材料，并确保实验材料充足。

（2）应有专人负责实验材料的管理，实验材料的采购、接收、储存和分发均有详细记录。

（3）实验材料的储存条件应符合要求，储存容器应贴有标签，标明品名、来源、批号、有效期和储存条件等。

10）试剂的管理要求：

（1）应根据实验选择和使用相应的试剂、标准物质等。

（2）应有专人负责试剂、标准物质等的管理，有采购、接收、储存、分发、使用的记录。

（3）应记录试剂与标准物质的称量、溶液配制信息。

（4）配制的溶液应贴有标签，标明品名、浓度、贮存条件、配制日期、有效期及配制人员名字等必要的信息。

（5）实验中不得使用变质或过期的试剂和溶液，应保留处理过期试剂的记录。

11）生物样本的接收和管理要求：

（1）应采取适当的方式和条件转运生物样本，监测转运过程中样本的保存条件。

（2）接收生物样本时，应检查样本的标识、状态、数量，保存记录了样本标识、状态、数量、来源、转运方式和条件、到达日期等信息的文件。

（3）生物样本的保存应符合实验方案中规定的条件；监测保存样本的设施设备，以确保其在可接受的参数范围内工作；监测参数偏离可接受范围时，应及时采取应急措施，并保存监测和采取应急措施的记录。

（4）生物样本保存以样本长期冻存稳定时间为限；超过保存期后，在经过责任人的书面同意后，按相关规定进行销毁处理。

（5）应按照《医疗废物管理条例》和《医疗卫生机构医疗废物管理办法》的相关规定处理超过保存期的生物样本。

12）生物样本的重复分析应符合实验方案和标准操作规程的有关规定，并记录重复分析的理由以及采用相关数据的理由。

第三章　药代动力学实验记录要求

实验记录是指在研究过程中，应用实验、观察、调查或资料分析等方法，根据实际情况直接记录或统计形成各种数据、文字、图表、音像等原始资料。做好实验记录是培养良好的科研工作习惯和严谨的科学研究态度的重要环节。在进入实验室前，应准备好实验记录本，养成实验前预习、实验中记录、实验后分析讨论的好习惯。

1）实验记录的基本要求：真实、及时、准确、完整，防止漏记和随意涂改。不得伪造、编造数据。

2）实验记录的内容：通常应包括实验名称、实验目的、实验设计或方案、实验日期和时间、实验材料、实验环境、实验方法、实验过程、观察指标、实验结果和结果分析、实验人员等内容。

（1）实验名称：每项实验开始前应首先注明课题名称和实验名称，需要保密的课题可用代号。

（2）实验设计或方案：实验设计或方案是实验研究的实施依据。各项实验记录的首页应有一份详细的实验设计或方案，并由设计者和（或）审批者签名。

（3）实验日期和时间：每次实验须按年、月、日顺序记录实验日期和时间。

（4）实验材料：受试样品和对照品的来源、批号及有效期，实验动物的种属、品系、来源及合格证编号；实验用菌种（含工程菌）、瘤株、传代细胞系及其来源，其他实验材料的来源和编号或批号，实验仪器设备的名称、型号，主要试剂的名称、生产厂家、规格、批号及有效期，自制试剂的配制方法、配制时间和保存条件等。实验材料如有变化，应在相应的实验记录中加以说明。

（5）实验环境：根据实验的具体要求，对环境条件敏感的实验，应记录当天的天气情况和实验环境（如光照、通风情况、洁净度、温度及湿度等）。

（6）实验方法：常规的实验方法应在首次实验记录时注明方法来源，并简述主要步骤。

（7）实验过程：应详细记录研究过程中的操作、观察到的现象、异常现象的处理及其产生原因、影响因素的分析等。

（8）实验结果：准确记录计量观察指标的实验数据和定性观察指标的实验变化。

（9）结果分析：每次（项）实验结果都应做必要的数据处理和分析，并有明确的文字小结。

（10）实验人员：应记录所有参加实验研究的人员。

3）实验记录用纸：

（1）实验记录必须使用统一专用的带有页码编号的实验记录本或科技档案专用纸。

（2）计算机、自动记录仪器打印的图表和数据资料等应按顺序粘贴在记录本或记录纸或病历报告表的相应位置上，并在相应处注明实验日期和时间；不宜粘贴的，可另行整理后装订成册并加以编号，同时在记录本相应处注明，以便查对。

（3）实验记录本（纸）应保持完整，不得缺页或挖补；如缺页、漏页，应详细说明原因。

4）实验记录的书写：

（1）实验记录本（纸）竖用横写，不得使用铅笔和圆珠笔，建议使用签字笔。实验记录应用字规范、字迹工整。

（2）常用的外文缩写（包括实验试剂的外文缩写）应符合规范，首次出现时必须用中文加以注释。实验记录中属译文的应注明其外文名称。

（3）实验记录应使用规范的专业术语，计量单位应采用国际标准计量单位，有效数字的取舍应符合实验要求。

5）实验记录不得随意删除、修改或增减数据，不得使用涂改液或遮贴纸。如必须修改，须在修改处画一斜线，不可完全涂黑，确保修改前的记录能够辨认，并应由修改人签字，注明修改时间及原因。

6）实验图片、照片应粘贴在实验记录的相应位置上。用热敏纸打印的实验记录，须保留其复印件。

7）实验记录应妥善保存，避免水浸、墨污、卷边，保持整洁、完好、无破损、不丢失。

8）实验记录的签署、检查和存档：

（1）每次实验结束后，应由实验负责人和记录人在实验记录后签名。

（2）课程负责人或上一级研究人员要定期检查实验记录，并签署检查意见。

（3）每项研究工作结束后，应按归档要求将实验记录整理归档。

第四章　药代动力学实验常规仪器设备

一、高效液相色谱仪

以液体作为流动相的色谱法称为液相色谱法（liquid chromatography，LC）。高效液相色谱法（high performance liquid chromatography，HPLC）是色谱法的一个重要分支，以液体为流动相，采用高压输液系统，将具有不同极性的单一溶剂或不同比例的混合溶剂、缓冲液等流动相泵入装有固定相的色谱柱，在柱内各成分被分离后，进入检测器进行检测，从而实现对试样的分析。

液相色谱法和气相色谱法在理论及技术上有许多相似之处，两者各有优势，相互补充。如气相色谱法不适合用于分析高沸点、热稳定性差的物质；而液相色谱法则可以在常温下进行，从而有效地弥补了气相色谱法的不足，在药学领域具有更为广泛的应用范围。

液相色谱法按照分离原理可以分为吸附和分配色谱法、离子交换色谱法和体积排阻色谱法三种类型。

（一）液相色谱仪的组成

液相色谱仪主要由流动相输送系统（高压泵等）、进样系统、分离系统、检测系统、组分收集系统五部分组成。

1. 流动相输送系统

流动相输送系统主要由贮液槽、高压输液泵和梯度洗脱装置组成。流动相输送系统的主要功能是将待测样品带入色谱柱中，以实现分离，并最终进入检测系统。因此，流动相输送系统的稳定性直接影响样品保留时间的重复性。

（1）贮液槽。贮液槽用来盛放流动相，输送流动相的管路前端装有一个过滤器，主要是用来防止流动相中的固体颗粒进入流路系统中，堵塞管路及色谱柱。流动相在使用前一般要进行脱气处理，以除去溶解在其中的气体，防止系统在运行过程中产生气体。常用的脱气方法有超声波脱气法和抽真空脱气法，但由于流动相长时间放置后又会有气体溶解在溶液中，因此，流动相不能长时间放置使用。目前，很多仪器都使用了在线真空脱气技术，实现了流动相的连续脱气。

（2）高压输液泵。高压输液泵是流动相输送系统的核心部分，其主要功能是输送流动相。在高效液相色谱法中，高压输液泵要具备较高的性能，除了能够达到较高的压力，还需要提供稳定、准确、范围广和重复性好的流量。

（3）梯度洗脱装置。分析复杂样品时，单一组分或恒定比例多组分的流动相并不能满足分离的要求，因此通常会使用梯度洗脱的方式，即按照某一程序连续改变两种或多种流动相组分比例的洗脱方式，有高压梯度和低压梯度两种。

2. 进样系统

进样系统是将样品有效地导入分离系统的部分，分为手动进样和自动进样两种。

3. 分离系统

分离系统的核心是色谱柱，色谱柱是高效液相色谱仪的"心脏"。液相色谱仪的色谱柱多采用内部抛光的不锈钢管，管内为填料和固定相。

色谱柱种类繁多，按照分离模式可以分为正相柱、反相柱、离子交换柱、体积排阻柱和手性柱等，按照实验用途则可分为分析柱和制备柱。

4. 检测系统

液相色谱法中常用的检测器主要有紫外检测器、示差折光检测器、荧光检测器、质谱检测器等。

1）紫外检测器（ultraviolet photometric detector，UVD）。紫外检测器是液相色谱仪中最常用的检测器，可以用来检测在紫外区域产生吸收的化合物。紫外检测器可以分为固定波长检测器、可变波长检测器和二极管阵列检测器（diode array detector，DAD）。二极管阵列检测器可以同时采集各组分在不同波长的光谱图，色谱吸收可以用于定量分析，光谱吸收则可以提供定性分析的信息，这种检测器适合于中药等复杂组分样品的分析。

2）示差折光检测器（differential refractive index detector，RID）。示差折光检测器根据不同物质具有不同的折射率来进行检测，是一种通用型的检测器。其优点是检测范围广，凡是与流动相的折射率有差异的样品都可以使用这种检测器；其缺点是灵敏度低，不能用于梯度洗脱。

3）荧光检测器（fluorescene detector，FD）。荧光检测器的工作原理是某些荧光活性物质（如芳香族化合物、蛋白质、维生素等）被紫外线激发后产生荧光，荧光强度与物质的浓度成正比。这类检测器的优点是选择性好、灵敏度高，适合于痕量分析，在药物分析领域具有广泛的应用。

4）质谱检测器（mass spectrum detector，MSD）。高效液相色谱仪与质谱检测器联用，称为高效液相色谱–质谱联用仪，简称液质联用仪（HPLC–MS），是一种强大的分离和鉴定工具。液质联用仪主要由进样系统、离子源、质量分析器、检测器、真空系统、计算机系统等部分组成。

（1）离子源：详见本章"二、高效液相色谱–质谱联用仪"相关内容。不同种类的离子源的特点见表1–4–1。

表 1 − 4 − 1　各类离子源的特点

离子源类型	特点
ESI	（1）软电离，通常只出现分子离子峰，而无碎片峰； （2）适合于生物分子的分析； （3）测定生物大分子时，得到多种多电荷峰
MALDI	（1）软电离； （2）适合于生物分子的分析； （3）离子电荷多为 1 个或 2 个，图谱相对简单
EI	（1）电离易于实现，重现性好； （2）图谱中均为单电荷离子； （3）分子离子容易发生碎裂，甚至全部碎裂，因此能够提供丰富的碎片信息
APCI	（1）软电离； （2）适合于弱极性小分子化合物的电离

　　注：ESI：electrospray ionization，电喷雾离子化。MALDI：matrix-assisted laser desorption ionization，基质辅助激光解吸电离。EI：electron impact ionization，电子轰击离子化。APCI：atmospheric pressure chemical ionization，大气压化学离子化。

　　（2）质量分析器：详见本章"二、高效液相色谱 − 质谱联用仪"相关内容。不同种类的质量分析器的特点及应用范围见表 1 − 4 − 2。

表 1 − 4 − 2　各类质量分析器的特点

质量分析器类型	特点
离子阱质量分析器	（1）单一离子阱即可进行多级质谱（MS^n）； （2）仪器结构简单，性价比高
四级杆质量分析器	（1）适合于进行离子的选择，与其他质量分析器（如 Q-TOF 质谱仪）联用后，能够很好地进行多级质谱； （2）仪器结构简单，性价比高
TOF	（1）适合于大分子化合物的分子质量鉴定； （2）仪器结构简单，便于维护
FTICR	（1）极高的分辨率和质量准确度，可用来分析化合物的元素组成； （2）可进行多级质谱； （3）仪器昂贵，维护费用高

　　注：TOF：time of flight mass analyzer，飞行时间质量分析器。FTICR，fourier transfer ion cyclotron resonance mass spectrometry，傅里叶变换离子回旋共振质谱法。

　　将不同的离子源和质量分析器联用起来，就构成了多种类型的质谱仪，如电喷雾电离 − 离子阱质谱仪（ESI-ion trap MS）、基质辅助激光解吸电离 − 飞行时间质谱仪

（MALDI-TOF MS）、电喷雾电离 – 飞行时间质谱仪（ESI-TOF MS）、电喷雾电离 – 四级杆 – 飞行时间质谱仪（ESI-Q-TOF MS）、基质辅助激光解吸电离 – 离子阱质谱仪（MALDI-ion trap MS）、电喷雾电离 – 三重四级杆质谱仪（ESI-Q-Q-Q MS）、电喷雾电离 – 傅里叶变换离子回旋共振质谱仪（ESI-FTICR MS）等。进行质谱鉴定时，要根据样品特性和检测项目（如是否需要做多级质谱、是否需要高分辨率数据等）来选择合适的质谱仪。

5. 组分收集系统

复杂成分的样品经过色谱柱后，各组分被分离开来，如需要得到某一组分的纯品，则可在检测器后加上组分收集系统。最简易的组分收集系统是用试管手工收集，但该方法需要计算好收集开始和结束的时间。目前，市面上有许多厂家都推出了自动收集系统，有利于复杂组分和长时间的收集。

通常来说，分析型液相色谱仪是由流动相输送系统、进样系统、分离系统和检测系统组成；而在这四个部分后面再组合上一个组分收集系统就构成了一台制备型液相色谱仪。

（二）高效液相色谱仪在药学研究领域中的应用

1. 药物纯度鉴定

利用高效液相色谱仪的高分离效率，可以有效地鉴定药物的纯度。

2. 药物成分分析

运用 HPLC – MS，可以对药物的成分进行有效的分离和鉴定；利用色谱法的定量分析，还可以测定某种药物成分的含量。

3. 天然药物的分离和分析

高效液相色谱是一种较强的分离手段，适合于分离复杂成分的样品，如天然药物等。配备了组分收集系统的制备型液相色谱仪还可以对目标组分进行收集，利用仪器的高分离效率，常常可以分离出高纯度的组分。

运用高效液相色谱仪还可以在对天然药物中的某一活性成分实现满意的分离后，进一步进行定量分析。

4. 药物代谢研究

液质联用仪也是药物代谢研究领域的强有力工具，在代谢物鉴定、代谢途径追踪和体内与体外代谢的比较等方面有着广泛的应用。应用液质联用仪避免了复杂的分离步骤，易于捕捉到痕量代谢物的信息。此外，利用色谱法的定量分析，还可以进行药代动力学的研究。

（三）高效液相色谱仪的操作步骤

（1）把样品配制成合适浓度的溶液，或是把生物样本按前处理方法处理后，待测。

（2）选择合适的色谱柱，并安装于柱箱内。

（3）选择合适的流动相，经过过滤、脱气等处理后置于贮液瓶中。

（4）确认仪器状态正常后，设定柱温、流动相洗脱梯度等条件。

（5）进样分析。如果选择手动进样方式，则需要使用微量注射器。

（6）样品分离后依次被检测，采集色谱图。

（7）根据实验要求进行定性分析或定量分析。

（四）高效液相色谱仪的使用注意事项

（1）样品制备。应用高效液相色谱仪进样时，样品通常为溶液状态。进样前，应采用过滤或高速离心等方法处理样品，如为生物样本，应预先进行蛋白沉淀等处理，以除去生物样本中的蛋白，确保样品溶液中不含固体颗粒或肉眼可见的沉淀物，防止固体颗粒或沉淀物进入管路后引起堵塞。

（2）液相色谱仪类型的选择。实验前，首先应根据待测样品的量来选择合适的仪器类型，如果某些生物样品的量较少，则应选择毛细管液相色谱仪等管路细、流量少、色谱柱内径长度小的仪器。其次，根据待测样品的理化性质来选择合适的色谱柱、流动相、流速等色谱条件。

（3）流动相的准备。为了确保能获得较好的实验结果，实验中所用的流动相有机溶剂的纯度多为色谱纯，配制好的流动相必要时要进行过滤处理，然后再进行脱气。水相流动相需要经常更换，防止长菌变质；有机相流动相（尤其是乙腈）用完后更换前，要把贮液瓶中残留的有机溶剂倒掉，并用待更换的有机溶剂涮洗2～3次后再装满待更换的有机溶剂。

（4）色谱条件的探索。高效液相色谱法中色谱条件的探索，主要是指流动相的组成和比例、流速、洗脱梯度的选择，往往需要经过多次实验才能找到比较适合的色谱条件，从而得到理想的分离效果。要特别注意，不能由一次实验图谱上的单峰就仓促地判断此峰代表单一成分；如果经过多次改变色谱条件其仍为单峰，则其代表单一成分的可能性较大。

（5）流动相管路的冲洗。每次进样完成后，都要进行长时间的管路冲洗。如果使用了缓冲液，则要用不含缓冲液的流动相或纯水将仪器的管路、泵、进样阀、色谱柱及检测器等部位充分冲洗干净。

（6）色谱柱的使用和保存。使用色谱柱前要仔细阅读色谱柱的说明书，注意适用范围，如pH值范围、流动相类型、流速等。实验过程中应使用符合要求的流动相和预柱。色谱柱不使用时应使填充剂处于润湿状态，两端密封。

二、高效液相色谱－质谱联用仪

高效液相色谱－质谱联用仪简称液质联用仪（HPLC－MS），是高效液相色谱的重要分支，它以高效液相色谱仪为分离系统，联用质谱检测器，集高效分离能力、高选择性、高灵敏度、通用性于一体，已成为药品质量控制、体内药物和代谢产物测定、生物样本内源性物质测定等领域不可替代的工具。

液质联用仪由分离系统和质谱检测系统组成，其中，分离系统即为上一节介绍的高效液相色谱仪，本节主要介绍质谱检测系统的主要结构。

（一）质谱检测系统的组成

质谱检测系统主要由离子源和质量分析器组成。

1. 离子源

离子源是质谱仪的主体部分。待测样品在离子源中发生电离，由中性分子变成带电离子才能进入质量分析器分析，常用的电离方式有电子轰击离子化、电喷雾离子化、大气压化学离子化和大气压光离子化等。

（1）电子轰击离子化（electron impact ionization，EI）。气态待测化合物分子在离子源中受到大于其电离能的电子轰击而离子化，分子离子发生碎裂，可得到分子离子和丰富的碎片信息，适用于热稳定、易挥发的化合物，是气相色谱－质谱联用仪的最常用离子源，当采用合适的接口时也可用于液质联用。

（2）电喷雾离子化（electrospray ionization，ESI）。高效液相色谱仪的流出物通过终端加有高电压（通常为几千伏）的毛细管，在氮气等气体的辅助下雾化成微小液滴，液滴脱溶剂后形成单电荷或多电荷的气态离子，通常只出现分子离子而没有碎片离子。ESI 适合极性分子和生物大分子的研究，是液质联用最成功的接口技术。

（3）大气压化学离子化（atmospheric pressure chemical ionization，APCI）。在大气压下流动相经加热和氮气流作用雾化成气态，再由高压放电电极离子化产生试剂气离子，试剂气离子与待测组分分子发生离子－分子反应形成单电荷离子，主要产生分子离子，很少产生碎片离子。APCI 常用于分子量小于 1 500 Da 的小分子或弱极性化合物，是液质联用的重要接口之一。

（4）大气压光离子化（atmospheric pressure photoionization，APPI）。与 APCI 不同，APPI 利用光子使气态的分子离子化，主要用于非极性化合物的分析。APPI 对实验条件较敏感，主要作为 ESI 和 APCI 的一种补充。

2. 质量分析器

质量分析器是质谱仪的核心，可将不同质荷比（m/z）的离子进行分离，具有非常高的选择性。常用的质量分析器有四极杆质量分析器、飞行时间质量分析器、离子阱质量分析器等。

（1）四极杆质量分析器（quadrupole mass analyzer，QQQ）。由 4 根平行的金属杆电极组成，结构简单，扫描速度快，技术成熟，价格相对低廉。四极杆分析器属于动态质谱，在特定电压条件下一定质荷比的离子可以穿过四极场到达检测器，适用于进行离子的选择，是最常用的质量分析器之一。

（2）飞行时间质量分析器（time of flight mass analyzer，TOF）。根据不同离子飞行通过一定距离真空无场区所需的时间获得质谱图，具有相同动能的离子，质荷比越大，速度越慢，飞行时间越长，可获得设定质荷比范围内的所有离子信息，适用于大分子化合物的测定。

（3）离子阱质量分析器（ion trap，IT）。又称离子陷阱，利用电场或磁场将离子限定在一定范围内，通过激发离子使其破碎可获得碎片离子信息，单一的离子阱即可进行多级质谱分析。

（4）串联质谱。将多个质量分析器串联起来可得到具有强大分析能力的串联质谱仪，如四极杆－飞行时间质谱仪（Q-TOF）、四极杆－离子阱质谱仪（Q-trap）、三重四极杆质谱仪（Q-Q-Q）等。高效液相色谱和三重四极杆质谱联用又叫 HPLC－MS/MS，可选择前体离子和产物离子，具有极高的专属性，是生物样本分析中应用最广泛的仪器之一。

（二）液质联用仪在药学研究领域中的应用

1. 生物样本定量分析

利用液质联用仪的高特异性、高灵敏度等特点，可以将其广泛用于血浆、尿液等生物样本中药物浓度的定量检测，从而实现药代动力学和治疗药物监测等领域的研究。

2. 定性筛查

利用串联质谱的高选择性，可以将其用于对生物样本中药物成分的有效分离和鉴定，从而实现体液多成分筛查。

3. 代谢组学研究

代谢组学是同时对生物体、组织或细胞在特定生理时期内的所有小分子代谢产物进行定性和定量分析的一门学科，是药物研究或疾病在体内相关生物标志物研究的热点领域。具有高灵敏度、高特异性、高通量检测和数据处理等特点的液质联用仪是代谢组学研究的重要工具。

（三）液质联用仪的操作步骤

（1）液质联用仪通常使用 ESI 源或 APCI 源，需要使用雾化气（如氮气）辅助雾化；如使用 Q-Q-Q 等串联质谱，在第二级质谱中需要碰撞气（如氩气）提供能量使前体离子破碎，从而获得产物离子。质谱仪内部需要机械泵维持真空状态，因此，除与 HPLC 相关的准备外，在使用前还需要确认雾化气和碰撞气压力及仪器真空状态是否正常，打开液相系统高压输液泵、柱温箱和质谱仪，待液相系统流路压力、柱温箱温度、雾化气和碰撞气流速、质谱仪相关加热模块温度均稳定后方可开始进样分析。

（2）选择合适的色谱柱和流动相，确认仪器状态正常后，设定柱温、流动相洗脱梯度及质谱检测器参数等条件后进样分析。

（3）根据实验要求进行定性分析或定量分析。

（4）使用结束后关闭液相系统、雾化气和碰撞气、离子源相关电压和加热模块，待其冷却至常温后用有机溶剂（如异丙醇、甲醇）或有机溶剂与水的混合溶液擦拭、清洁离子源腔体，擦拭时避免触碰喷雾毛细管。

（四）液质联用仪的使用注意事项

（1）流动相的选择。流动相中的缓冲盐应尽量使用质谱级纯度，以减少杂质对分析的影响，应使用甲酸铵、乙酸铵等挥发性缓冲盐，不可使用非挥发性盐（如磷酸盐），因非挥发性盐可抑制化合物的电离。

（2）内标的选择。进行生物样本分析时常需要使用内标法进行定量，应选择与待测物结构类似但分子量不同的化合物作为内标。一般来说，化合物与其同位素标记物的理化性质较一致，因此，以同位素标记物为内标可很好地校正生物基质和仪器信号波动对分析的影响。

（3）分析前的准备。进行生物样本分析时，某些化合物可能在分析的初始阶段会出现响应波动较大的情况，对于此类化合物，可取一个含生物基质的样品重复进样，直至响应趋于稳定后再开始正式分析。

（4）仪器的维护。机械泵是维持质谱仪真空状态的关键设备，应定期通过油面窗口观察泵油颜色（正常为无色或浅黄色）和液面高度，如泵油颜色变暗，表明泵油质量下降，需要更换泵油；此外，机械泵需要定期打开震气阀进行震气，使回油装置中的泵油回到机械泵内，确保泵内有足够的泵油。质谱仪通常不彻底关机，而是保持机械泵运行以维持真空状态；当长时间不使用或仪器深度维护时需要彻底关机，重新开机后应使用标准校正液进行调谐，以校正质量轴并达到满意的信号强度和分辨率。

三、气相色谱仪

以气体作为流动相的色谱法称为气相色谱法（gas chromatography，GC），该法主要适用于分析在 −196 ～ 450 ℃ 范围内有一定蒸气压且对热稳定的物质。有些难挥发、受热易分解的物质可以预先通过衍生化生成易挥发、受热不易分解的衍生物后，再进行气相色谱分析；衍生化效果不佳的难挥发、受热易分解的物质，则不适合使用气相色谱法进行分析。

（一）气相色谱仪的组成

气相色谱仪主要由气路系统、进样系统、分离系统和检测器四部分组成。

1. 气路系统

气相色谱仪常用的载气由高压气体钢瓶或气体发生器提供，主要为氮气（N_2）、氢气（H_2）、氩气（Ar）和氦气（He）等。载气的纯度要高，常为高纯级，否则气体中的杂质会使检测器的噪声增大。气体流速的控制也非常重要，流速不稳定会直接影响保留时间的重现性，稳定的气体流速通过气相色谱仪中的各种减压阀、稳定阀和稳流阀来实现。

2. 进样系统

进样系统是将样品有效地导入分离系统的部分，由进样器和气化室组成。进样分为手动进样和自动进样两种方式。手动进样采用微量注射器；自动进样方式操作简便、重现性好，非常适合于大批量样品的分析。液体样品由进样器进入气化室，气化后被载气导入分离系统。

3. 分离系统

分离系统的主要部分为色谱柱。分离效率受到两方面因素的影响：一是色谱柱的柱长、柱径、柱形和柱温，二是色谱柱的固定相及其制备方式。色谱柱根据固定相及其制备方式，可以分为填充柱和毛细管柱（表 1 − 4 − 3）。

表 1-4-3 填充柱与毛细管柱的比较

项目	填充柱	毛细管柱
材料	不锈钢、玻璃	玻璃、石英
形状	U 形、螺旋形	螺旋形
长度	长度较短，一般为 0.5～6 m	长度较长，一般为 30～500 m
内径	2～6 mm	0.1～0.5 mm
特征	制备简单，固定相种类多，应用广泛；渗透性差，传质阻力大，理论塔板数低	渗透性好，传质阻力小，理论塔板数高

（1）填充柱。填充了固定相的色谱柱称为填充柱，其分离性能主要取决于固定相的性质，固定相分为固体固定相和液体固定相两种。固体固定相为活性炭、硅胶、氧化铝等物质，具有吸附功能，主要应用于分离永久性气体（如氢气、氧气等）和低沸点碳氢化合物（$C_1～C_4$）。液体固定相由固定液涂渍在载体表面构成。载体保证了固定液具有较大的表面积，有利于样品与固定相充分地发生作用，常为硅藻土等具有较大比表面积的惰性物质。固定液种类繁多，一般分为非极性、弱极性、强极性和氢键型固定液四种，可以根据样品的性质来选择合适的固定液类型。与固体固定相相比，液体固定相的应用范围更广，许多类型的样品分离都可以选用液体固定相。

（2）毛细管柱。毛细管柱一般多为开管型，即毛细管内是中空的。毛细管柱制作时通常经过两个过程：先将毛细管内壁进行改性处理，使其具有更大的比表面；然后在内壁表面涂渍上固定液。毛细管柱分离的显著特点是分离效能高、分离速度快、样品用量少。

4. 检测器

检测器的作用是将各组分的信号转变为电信号。气相色谱仪的检测器种类较多，各有优势，在具体的实验操作中，要针对不同的样品和分析目的，选用合适的检测器。

（1）氢火焰离子化检测器（flame ionization detector, FID）。氢火焰离子化检测器是目前气相色谱仪中最常用的检测器。其原理为样品在火焰中发生化学电离，产生离子，根据离子流的强度来进行检测。这类检测器非常适合于有机物的分析，具有灵敏度高、线性范围广、死体积小等优点。

（2）热导检测器（thermal conductivity detector, TCD）。热导检测器根据不同物质具有不同的导热系数来进行检测。这类检测器的应用范围比较广泛，对有机物和无机气体均有响应，具有结构简单、稳定性好、样品不被破坏等优点。

（3）电子捕获检测器（electron capture detector, ECD）。电子捕获检测器是一种灵敏度很高、选择性很强的检测器，仅对能够捕获电子的化合物有响应，如含有卤素原子及 N、O、S 等杂原子的化合物。这些化合物捕获自由电子后，引起起始电流的减弱而被检测。

（4）质谱检测器。质谱检测器通过接口技术与气相色谱仪连接起来，成为气质联用仪（GC-MS）。质谱检测器可以直接给出化合物的结构信息，如分子质量、碎片信息等，是一种强有力的检测器。

（二）气相色谱仪及气质联用仪在药学研究领域中的应用

气相色谱仪及气质联用仪在药学研究领域中的应用主要集中在药物鉴定、药物成分分析和药物代谢研究。目前，只有少部分的药物可以直接或经过衍生化后运用气相色谱仪进行分析，因此，气相色谱仪在药学领域中的应用远远少于液相色谱仪。但是，对于这少部分药物的分析，由于毛细管气相色谱具有高分离效率、高灵敏度和分离速度快的特点，往往能够取得令人满意的结果。

1．药物鉴定和成分分析

应用气相色谱仪可以直接获得检测组分的结构信息，如果要鉴定化合物是否为某种药物，可以将这些信息与标准物图谱进行比对。对于未知化合物，则可以根据这些信息来推测化合物分子的结构。

2．中药有效成分的分析

大部分中药成分的分析使用液相色谱仪，但有些有效成分具有挥发性，对于这些成分，使用气相色谱仪进行指纹图谱分析则十分方便。

3．药物代谢研究

利用气相色谱仪和气质联用仪可以进行药物代谢和药代动力学研究，许多药物及其代谢产物都能够直接或经过衍生化后运用气相色谱法进行分析。例如，在兴奋剂等违禁药物的检测中，气质联用仪有着非常广泛的应用。

（三）气相色谱仪的操作步骤

（1）把待测样品配制成合适浓度的溶液。

（2）选择合适的色谱柱，并安装于柱箱内。

（3）检测气路系统，确保不漏气。

（4）调节载气。

（5）根据实验需要设置柱温和进样口的温度。

（6）进样分析。如果选择手动进样方式，需要使用微量注射器。

（7）样品分离后依次被检测，采集待测样品的色谱图。

（8）根据实验目的进行定性或定量分析。

（四）气相色谱仪的使用注意事项

（1）气相色谱仪经常用到载气钢瓶，实验操作过程中必须严格按照载气钢瓶的安全使用规程来操作。

（2）进样方式选择手动进样时，使用微量注射器时应注意以下事项：①微量注射器是易碎器械，且常用的容积一般为 1 μL，使用时应加倍小心。②微量注射器在使用前后都必须使用丙酮或丁酮等溶剂进行清洗，长时间放置时要注意防止粘连。③进样时，注射器应与进样口垂直，注射器针尖刺穿硅橡胶垫圈，插到底后迅速注射样品，注射完成后，立即拔出注射器，同时开始采集数据。以上任何一步操作不当，均会影响实验结果的重现性。④硅橡胶垫圈在长时间进样后容易老化，因此需要及时更换。

（3）如果采用自动进样方式，设定好分析程序后，仪器可以自动进行大批量样品的分析。

四、紫外 – 可见分光光度计

紫外 – 可见分光光度计（ultraviolet-visible spectrophotometer，UV-Vis）通常由光源、单色器、吸收池（也称样品池）、检测器、读数指示器组成。其工作过程为：光源提供连续辐射，经过单色器变成特定波长的光（波长范围为 200 ～ 800 nm），该波长的光照射到样品池时，待测样品分子的外层电子发生跃迁而被吸收，被吸收后的光到达检测器，光信号变成电信号，从而由信号输出系统给出实验结果。在紫外 – 可见分光光度法中，要选择合适的溶剂把待测样品配制成溶液，盛放于样品池中。样品池有石英和玻璃两种材质，石英样品池对紫外光和可见光都是透明的，可用于紫外和可见两个光区；玻璃样品池只能用于可见光区，但价格便宜。根据光学系统的不同，紫外 – 可见分光光度计可分为单光束分光光度计、双光束分光光度计和双波长分光光度计 3 种。

（一）紫外 – 可见分光光度计在药学领域中的应用

紫外 – 可见分光光度计在药学研究领域中的应用非常广泛，由于大部分药物分子中包含能够产生紫外吸收的基团，因此，紫外 – 可见分光光度计在药代动力学研究领域中主要应用于对待测物组分的定量测定。

（二）紫外 – 可见分光光度计的操作步骤

（1）用适宜的溶剂将样品配制成合适浓度的溶液，置于样品池中。
（2）将配制好的样品溶液放入仪器中，设定仪器的各项参数，采集图谱。
（3）进行数据处理。
（4）根据实验要求，进行定性分析或定量分析。

（三）紫外 – 可见分光光度计的使用注意事项

（1）实验前，根据实验设计选择合适的紫外 – 可见分光光度计的类型和样品池的材质，并根据样品的体积选择合适的样品池，量少的样品建议使用微量样品池。
（2）选择溶剂时，既要选择有较好的溶解能力的溶剂，还要尽量选择对待测样品作用较小的溶剂，以防止图谱中振动精细结构的消失。
（3）选择合适波长的入射光。必须选择溶液最大吸收波长的入射光。
（4）控制吸光度 A 的准确的读数范围。由朗伯 – 比尔定律可知，吸光度只有控制在 0.2 ～ 0.7 时，测量的准确度才较高。
（5）选择合适的参比溶液。参比溶液是用来调节仪器工作零点的。如显色剂仅与被测组分反应的产物有显色，与其他试剂反应均无显色，可以纯溶剂作为参比溶液；如显色剂和其他试剂反应略有显色，则应选择不含被测组分的试剂作为参比溶液。
（6）使用反应分光光度计时，要确保样品室的绝对干净，小心放入样品，放入比色皿前一定要先用滤纸和擦镜纸把比色皿的外表面擦拭干净，不要污染比色皿和光度计的外表面。

五、微量移液器

药代动力学研究中常用的生物样本主要有全血、血浆、血清、尿液、胆汁、粪便等，由于生物样本十分珍贵，且每次分析的量有限，因此，实验操作过程中通常要使用微升级的小件精密移液器。这种移液器应具有精确且连续可调的机械装置和可换用的吸头，以便能精确吸量和防止交叉污染。市面上销售的移液器品牌、规格繁多，转移体积从 $0.1~\mu L \sim 10~mL$ 不等。

（一）移液器的基本结构和工作原理

移液器的结构大致都是相同的，主要由定位部件、容量调节指示部分、活塞套和吸液头组成。移液器工作的基本原理是通过弹簧的伸缩运动来实现吸液和放液。在活塞的推动下，排出部分空气，利用大气压吸入液体，再由活塞推动空气排出液体。使用移液器时，配合弹簧的伸缩性特点来操作，可以很好地控制移液的速度和力度，因此，弹簧是移液器最重要的部件。移液器是否正确使用，直接影响实验的准确性与重复性，同时还会影响移液器的使用寿命。（图 1 - 4 - 1）

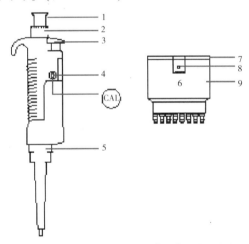

1. 控制钮。第一挡：液体体积计量，吸入并排出液体；第二挡：吹出吸头内剩余液体。
2. 调节钮，用于设定移液量，对固定移液器而言，此钮仅用于调节。
3. 弹射键，弹除吸头。
4. 调整开孔，对移液器进行调整时插入扳手。
5. 弹射套筒。
6. 多道移液器下半段。
7. 多道移液器盖板。
8. 多道移液器下半段分离键。
9. 多道移液器。

图 1 - 4 - 1　单道移液器结构和多道移液器下半段结构示意

（二）移液器的类型与量程

微量移液器根据吸液原理可分为气体活塞式（air-cushion）移液器和外置活塞式（positive-displacement）移液器两类，根据动力来源分为手动移液器和电动移液器；根据移液规模又分为单道移液器、多道移液器、瓶口分液器和全自动移液工作站。（图1-4-2）

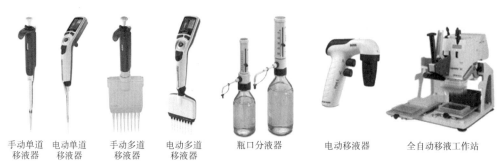

手动单道　电动单道　手动多道　电动多道　　瓶口分液器　　电动移液器　　全自动移液工作站
移液器　　移液器　　移液器　　移液器

图1-4-2　微量移液器的类型

使用微量移液器之前，首先应根据待移取液体的性质和待取体积，选择合适的移液器。通常情况下，当吸取的是水相溶液时，可以选择气体活塞式移液器；当吸取的液体是高密度或易挥发液体时，可以选择外置活塞式移液器，或仍旧使用气体活塞式移液器但采用不同的吸液方式。

根据待吸取液体的体积，进一步选择量程合适的移液器。表1-4-4为常用量程的移液器吸取液体的体积范围。

表1-4-4　常用量程的移液器吸取液体的体积范围

标示量程/μL	体积范围/μL	准确度
2	0.5～2	±（2.5%～1.0%）
10	0.5～10	±（2.5%～1.0%）
200	20～200	±（0.8%～0.7%）
1 000	100～1 000	±（0.7%～0.6%）

（三）移液器的操作步骤

（1）设定移液体积。旋转移液器体积调节旋钮进行体积调节，从体积显示窗直接确定读数。

（2）装配移液吸头（tips）。将移液器末端垂直插入吸头，向下轻压使吸头套紧，不可反复撞击移液器来确保吸头气密性。不同的移液器有不同的配套吸头，应在装配前确认。

（3）吸液（正向吸液）：将移液器按钮按到第一档，将吸头垂直插入液面 3 mm 以下，慢慢释放按钮以使液体进入吸头，吸液结束后在液面下停留 1 ～ 2 s，再将移液器移出。

（4）放液：将吸头尖端靠在容器内壁，按下第二档，将所有液体完全排出。

（四）移液器的使用注意事项

（1）勿超过移液器量程量取液体样品。
（2）当移液器吸头内有溶液时，禁止将移液器平放或倒放。
（3）禁止摔打、撞击、灼烧移液器。
（4）使用结束后，将体积旋钮调节至最大，以保护移液器内活塞及弹簧。

六、离心机

离心分离技术（centrifugal separation technique）是指利用物质的沉降系数、质量、密度及浮力等因素的不同，借助离心机高速旋转运动时所受到的强大离心力作用而使物质分离、纯化和浓缩的技术。离心机则是实现离心分离操作的仪器设备，广泛应用于分离化学反应后的沉淀物、胶体溶液的浓缩，以及生物化学领域中细胞、细胞器和生物大分子物质的收集等。

（一）离心相的分离原理

离心机主要是利用高速旋转时的离心力分离液体中的固体样品。相对离心力（relative centrifugal force，RCF）是决定分离效果的最关键指标，是指在离心场中作用于颗粒的离心力相当于地球引力的倍数，通常以 g（重力加速度，约等于 9.80 m/s² ）为单位。相对离心力的大小又与离心机的转速和离心机转头的离心半径有关。离心机转速是指离心时每分钟旋转次数，单位为 r/min，取决于离心机的型号和转子。离心半径（R）的单位为 mm，垂直转头的离心半径为从离心机中点到离心转子空腔中心点的直线距离，而水平转头的离心半径则是离心机中点到转头末端的直线距离。

（二）离心机的种类

实验用离心机是利用离心力对混合溶液进行快速分离的专门设备，主要由驱动电机、制冷系统（高速离心机、超速离心机）、真空系统（超速离心机）、显示系统、控制系统和自动保护系统六个部分组成。根据离心力，离心机通常可以分为低速离心机、高速离心机和超速离心机三种。离心样品的容量可以从几微升至几升，工作温度主要有室温和低温两种。表 1 - 4 - 5 列出了实验室常用的三种离心机的基本结构和性能。

表 1 - 4 - 5　实验室常用离心机的基本结构和性能

类型	低速离心机	高速离心机	超速离心机
基本结构	驱动电机、调速器、定时器	驱动电机、调速器、定时器、制冷系统	驱动电机、调速器、定时器、制冷系统、真空系统
最大转速/(r/min)	8 000	10 000 ~ 25 000	25 000 ~ 90 000
相对离心力/g	8 000	10 000 ~ 100 000	最大 500 000
分离形式	固液沉淀分离	固液沉淀分离	密度梯度区带分离、沉降差速分离
结构类型、性能特点	通常为室温操作，离心转速不能严格控制	有制冷系统，转速和温度控制较严格、准确	有制冷系统和真空系统，温度、转速及检测系统更为精确
应用	主要用于分离细胞、细菌及其他较大沉淀物	主要用于分离各种沉淀物、细胞碎片和较大细胞器	主要用于分离亚细胞器、病毒、核酸、蛋白质和多糖等

（三）离心转头

目前，实验室很多离心机都可以配备不同大小的离心管，且操作较为简单，只需要改变离心机的转头或另外使用一个与不同吊桶/适配器相配的转子即可实现。实验室用离心机常用的转头主要有角式转头、水平转头（亦称吊篮式转头）、垂直转头和连续流动转头。

1. 角式转头

角式转头是指离心管腔与转轴呈一定倾角（一般为20°~40°）的转头，由金属制成，其上有4~12个离心管腔。这种转头的结构稳定，可以装载较多的样品和使用较高的转速。其优点是容量较大、重心低、运转平衡、使用寿命长。该转头可安装于微量离心机、高速离心机和超速离心机，常用于差速离心来分离沉降系数值相差较大的物质。

2. 水平转头

水平转头亦称吊篮式转头，由吊着的4个或6个自由活动的吊篮组成。转头静止时吊桶（离心管）垂直挂在转头上，当转头转速达到200~800 r/min时吊篮达到水平位置。用水平转头离心时，被分离样品沿着管子的轴向沉降，最后沉降在管底。水平转头的优点是梯度物质置于保持垂直的离心管中，转动时待分离样品带垂直于离心管纵轴，方便离心结束后由管内分层取出已分离的各样品带。其主要缺点是颗粒沉降路径长，所需要的离心时间较长，最高转速相对较低，容易引起沉淀物的重新悬浮。该转头可安装于低速离心机和高速离心机，常用于密度梯度离心或等密度离心。

3. 垂直转头

使用垂直转头时离心管垂直放置，与转轴平行，离心时颗粒沉降路径最短，时间也最短，但离心结束后降速较慢。该转头可安装于高速离心机和超速离心机，主要用于密度梯度离心。

4．连续流动转头

连续流动转头由转子桶和有出入口的转头盖及附属装置组成，离心时样品由入口持续流入转头，在离心力的作用下，颗粒沉降在转子桶壁，上清液则由出口流出。该转头主要用于大量培养液或提取液的浓缩与分离。

（四）离心机的使用注意事项

实验室使用离心机时，尤其是高速离心机和超速离心机，由于其离心转速较高，所产生的离心力较大，若操作不当或缺乏定期维护与保养，就可能发生严重的事故。因此，使用离心机时，必须要严格遵守仪器操作规程。

（1）选用与离心机配套的转头，不同型号离心机的转头不能混用。

（2）根据离心转速要求选择合适的转头，绝对不允许超过转头允许的最高转速。

（3）如果在低于室温的温度下离心，使用前应提前开启冷冻离心机使转头预冷。

（4）转头与轴承必须紧密组装，以防转头在高速运转时与轴承发生松动。

（5）平衡离心管及内容物：使用各种离心机时，必须事先在天平上精密地平衡所有的离心管、离心管载具、帽子及顶盖、护罩和套管等。如只离心单一（或奇数）离心管，则需要设平衡管，平衡管内必须用与要离心的材料相似的材料来填充。

（6）离心管对称装载：转头中绝对不允许装载单数的离心管，当转头只是部分装载时，应在转头中对称放置离心管，以使负载对称分布在转头内。

（7）离心转速绝对不能超过离心机标示的最高转速。

（8）启动前，切记将离心机腔门或盖子及转头盖子关紧。启动后，当转速还未达到预置的转速时，操作者不能离开离心机，直到运转正常方可离开。

（9）运行过程中，如果出现异常情况，应立即停机，进行适当处理。

（10）运行过程中如突然停电，必须将电源切断，等待转头慢慢靠惯性减速，停止后，手动打开离心机腔门，取出样品。

（11）冷冻离心机使用完毕后，应关闭电源，打开腔门，使转头和离心室内冷凝水自然干燥；或用布擦拭离心机内表面，再关闭腔门。否则，长期使用会导致腔体因潮湿发生故障。

（12）严禁使用离心机分离具爆炸性或剧烈反应的物质，高浓度碱、高浓度酸、氯化物，高浓度盐水，以及包含铜、汞等重金属离子的物质。

（13）使用完毕后，应及时、如实填写仪器使用记录。

七、pH 计

在应用高效液相色谱法或液质联用法检测生物样本的浓度时，为了获得较好的色谱峰及实验结果，很多情况下需要控制流动相溶液的 pH，而测定溶液的酸碱度常用的方法是 pH 试纸法和 pH 计法。尽管 pH 试纸存在携带及操作简便、快速、溶液用量少等优点，但由于其 pH 测定结果误差较大，一般不适用于溶液 pH 的准确测定。而 pH 计因其配备有校正误差的温度补偿装置，能把温度变化带来的误差降至最小。

pH 计是采用电位法测定溶液 pH 的酸度计，由电极部分和电计部分组成。电极一般分为玻璃电极、甘汞电极和复合电极三种类型。玻璃电极是最常用的指示电极，其电极电位随着溶液中氢离子浓度的变化而变化。甘汞电极是较为常用的参比电极，在一定条件下其电极电位保持恒定不变，与溶液中氢离子浓度无关。复合电极是由玻璃电极和甘汞电极组合而成。

（一）pH 计的使用步骤

（1）预热：接通电源，打开电源开关，预热 30 min。

（2）校正：仪器使用前要先校正。但并非每次使用前都需要校正，一般情况下，仪器在连续使用时，每天校正 1 次即可。校正方法：①把选择开关旋钮调到 pH 档。②调节温度补偿旋钮，使旋钮白线对准溶液温度值。③把斜率调节旋钮顺时针旋到底（即调到 100% 位置）。④把用蒸馏水或超纯水清洗过的电极插入 pH＝6.86 的缓冲溶液中。⑤调节定位调节旋钮，使仪器显示读数与该缓冲溶液在该温度时的 pH 一致。⑥根据待测溶液的酸碱性来选择适当 pH 的标准缓冲溶液（酸性选择 pH 4、碱性选择 pH 9）。先用蒸馏水或超纯水清洗电极，再把电极插入上述标准缓冲溶液中，调节斜率旋钮，使仪器显示读数与该缓冲溶液在该温度时的 pH 一致。⑦重复以上操作，直至不用再调节定位调节旋钮或斜率调节旋钮为止；经校正后，定位调节旋钮和斜率调节旋钮应固定不动。

（3）待测溶液的 pH 测定：经过校正的仪器即可用于测定待测溶液的 pH。测定方法：①每次测定前，需要先用新鲜的蒸馏水或超纯水冲洗电极头部，再用待测溶液清洗电极，并用滤纸吸干。②调节温度补偿旋钮至待测溶液的温度。③把电极浸入待测溶液中，用玻璃棒搅拌溶液，使待测溶液均匀，待读数稳定后，即可读出待测溶液的 pH。

（二）pH 计的使用注意事项

（1）仪器的输入端必须保持高度清洁，不能经常拔下电极插头，以防止灰尘及水分进入。

（2）使用前，必须用已知 pH 的标准缓冲溶液进行定位校正电极。

（3）取下保护帽后必须要注意，塑料保护栅内的敏感玻璃不能触碰手或其他硬物，以免被损坏。

（4）测量结束后，应及时把保护帽套上，且保护帽内应装上少量的补充液（3 mol/L 氯化钾溶液），使电极球泡保持湿润状态。

（5）若 pH 计的测定结果与 pH 试纸的测定结果不一致，建议采用 pH 计的测定结果。

（6）避免长期把电极浸泡在蒸馏水中或蛋白质溶液和酸性氟化物中，并防止有机油脂与电极接触。

（7）禁止电极与洗涤剂、乙醇、丙酮、乙醚、酸性酶液体、过氧化氢及 1 mol/L 稀酸接触。

八、干燥箱

干燥箱是一种实验室常用的仪器设备，主要用于干燥样品，可供科研单位、大专院校、化验室、医疗机构等干燥、烘焙、灭菌消毒，也可用于一般的恒温试验。根据干燥方式的不同，干燥箱分为电热鼓风干燥箱和真空干燥箱。

（一）电热鼓风干燥箱

电热鼓风干燥箱又称"烘箱"，采用电加热方式进行鼓风循环干燥，其通过鼓风与外界空气相连。鼓风风机的作用是使干燥箱内的空气水平对流循环，使箱内空气吹送到电加热器上加热后送到工作室，然后由工作室吸入风机再吹到电热管上加热，不断循环加热的同时也使箱内温度更加均匀。工作室的热空气可对潮湿的试样物品加热，水分也会因加热变成水蒸气而混入热风中。

1．电热鼓风干燥箱的使用步骤

（1）把需要干燥处理的物品放入干燥箱内，关好箱门。

（2）接通电源，把电源开关拨至"1"处，此时电源指示灯亮，进入正常测控状态，上排 PV 窗口显示测量值，下排 SV 窗口显示设定值。

（3）温度设定。当所需加热温度与设定值相同时，不需设定；反之，则需要设定。需要修改设定值时，在正常的显示测量状态下，按一下功能键"SET"，PV 窗口显示"SP"，SV 窗口显示已设置的值，此时按"▲"向上调节设定值，或按"▼"向下调节设定值，按"SET"键完成确认修改。

（4）设定结束后，各项数据长期保存。此时干燥箱进入升温状态，加热指示灯亮。

（5）当箱内温度接近设定温度时，加热指示灯忽亮忽熄，反复多次后进入恒温状态。

（6）干燥结束后，将电源开关拨至"0"处。小心取出箱内物品以免烫伤。

2．电热鼓风干燥箱的使用注意事项

（1）干燥箱外壳必须有效接地，以保证使用安全。

（2）使用完毕后应将电源关闭。

（3）干燥箱无防爆装置，严禁放入易燃、易爆物。

（4）干燥箱应放置在具有良好通风条件的室内，不可在其周围放置易燃、易爆物。

（5）干燥箱内物品放置切勿过挤，必须留出适当空间，以利于热空气循环。

（6）箱体内外应经常保持清洁与卫生。

（7）当工作温度过高时，关机后应将箱门打开，待箱内温度降低后再取出物品，以防烫伤。

（8）除 SV、AL、Pb、Pk 等参数外，其他参数的调整需要由专业人员进行操作。

（9）未经允许，不得随意拆卸箱体，倘若因此造成产品损坏，责任由使用者自行承担。

（二）真空干燥箱

真空干燥箱（简称真空箱）为台式结构，由箱体、内胆（工作室）、抽真空系统及温控系统四部分组成，广泛应用于生物化学、化工制药、医疗卫生、农业科研、环境保护等研究领域，用于粉末干燥、烘焙以及各类玻璃容器的消毒和灭菌，特别适合于对具有热敏性、易氧化分解和含复杂成分的物品进行快速、高效的干燥处理。

1. 真空干燥箱的使用步骤

（1）将需要干燥处理的物品放入真空干燥箱内，关上箱门，并关闭放气阀，开启真空阀，接通真空泵电源，开始抽气，待箱内真空度达到 −0.1 MPa 时，关闭真空阀，再关闭真空泵电源。

（2）将真空干燥箱电源开关拨至"开"处，选择所需的设定温度。箱内温度开始上升，当箱内温度接近设定温度时，加热指示灯忽亮忽熄，反复多次，一般 120 min 以内可进入恒温状态。

（3）当所需工作温度较低时，可采用二次设定方法。如所需温度为 60 ℃，第一次可设定为 50 ℃，待温度过冲开始回落后，第二次设定温度为 60 ℃，这样可降低甚至杜绝温度过冲现象，尽快进入恒温状态。

（4）根据不同物品的潮湿程度选择不同的干燥时间。如干燥时间较长，真空度下降，需要再次抽气以恢复真空度，应先开启真空泵电源，再开启真空阀。

（5）干燥结束后，应先关闭干燥箱电源，开启放气阀，解除箱内真空状态，再打开箱门，取出物品。（解除真空后，如密封圈与玻璃门吸紧变形，不宜立即打开箱门，可经过一段时间，待密封圈恢复原形后，再开启箱门。）

2. 真空干燥箱的使用及维护注意事项

（1）真空箱无防爆装置，不得放入易爆物品干燥。

（2）真空箱不需要连续抽气使用时，应先关闭真空阀，再关闭真空泵电源，否则真空泵油会倒灌至箱内。

（3）每次使用完毕后，应关闭电源，打开平衡口，待真空度回零后打开箱门（如打不开，应等待 5 min 后再开，硬扳会造成门把手的损坏）。

（4）使用过程中，对真空泵而言，以"先开后关"为原则，即在工作时先开真空泵后打开真空阀，而在结束工作前先关真空阀再关真空泵，以防止真空泵油倒流至箱内。

（5）取出被干燥物时，应小心，以免烫伤。

（6）使用中如遇干燥物粉尘或过小颗粒状，或干燥物湿润、水分大，导致泵油污染或乳化，影响正常抽真空或泵噪音增大，应根据实际使用情况更换真空泵油。

（7）乳化：真空泵观测窗上肉眼可见油水分离。

（8）污染：真空泵观测窗上肉眼可见油的颜色变深、变黑，出气口有大量油烟。

（9）若长期停止使用，必须对仪器进行内外清洁工作，拔掉电源插头，罩上塑料防尘套。

（10）若存放环境的湿度过大，应定期（1 个月左右）通电加温，进行除湿处理。

（11）重新使用前或工艺要求改变时，应进行控温精度的核对工作（参阅产品说明书）。

（12）除 SV、AL、Pb、Pk 等参数外，其他参数的调整需要征得仪器公司服务中心同意或由专业人员进行操作。

（13）门封条老化失去弹性会导致箱门密封性不佳，一般半年更换一次，若长期在 100 ℃ 以上使用，应缩短更换周期。

九、托盘天平

托盘天平，又称台秤，是一种可以快速称量物质质量但精确度不高的称量工具。一般托盘天平的称量准确度为 0.1 g。托盘天平是根据杠杆原理设计而成。其结构主要包括横梁、托盘、指针、刻度盘、标尺、平衡螺丝、游码、砝码等。

（一）托盘天平的使用步骤

（1）称量前先调节零点。将游码拨到标尺的"0"刻度处，观察指针是否停在刻度盘的中间位置。如果不在中间位置，可通过调节托盘下侧的平衡调节螺丝，使指针在刻度盘的中间位置左右摆动幅度大致相等，此时天平处于平衡状态，此中间位置称为天平的零点。

（2）称量时，左盘放称量物，右盘放砝码。拿取砝码时要使用专用的镊子，先加大砝码，再加小砝码，最后调节游码，直至指针在刻度盘的中间位置左右摆动幅度大致相等为止，此时天平处于平衡状态，指针所停的位置称为停点。零点与停点相同时（零点与停点之间允许存在一个小格的偏差），砝码加游码的质量即称量物的质量。

（3）称量结束后，应将天平砝码及游码复原。砝码要放回砝码盒内，游码要拨到标尺的"0"刻度处。

（二）托盘天平的使用注意事项

（1）严禁用托盘天平称量热的物品，注意不能称量超过托盘天平最大称量载荷的物品。

（2）称量物，尤其是有腐蚀性的化学品，不能直接放置在托盘上，要根据称量物的性质选用称量纸、表面皿或其他玻璃容器。

（3）拿取砝码时必须使用专门的镊子，不能用手直接拿取。

（4）称量过程中要保持天平的整洁，及时清除洒落在托盘上的物品，不用时要加罩，以防灰尘掉落在天平上。

（5）称量结束后，应将天平砝码及游码复原。砝码要放回砝码盒内，游码要拨到标尺的"0"刻度处，并将托盘取下放在同一侧，避免托盘天平来回摆动。

（6）保持天平室的环境温度为 17 ~ 23 ℃，湿度为 50% ~ 70%，避免阳光直射，进出随手关门，保持环境安静、防震、干燥、避光、整齐、清洁。

十、分析天平

分析天平是精确称量物质质量的精密仪器，也是根据杠杆原理设计而成。分析天平一般包括等臂双盘天平、单盘天平和电子天平三类。电子天平采用弹性弹簧片作为支承点，并用数字显示代替指针显示，性能稳定、灵敏度高、精确度高、操作便捷，还具有自动校正，全量程范围实现去皮、累加、故障报警等优点，还可与计算机、打印机相连，使称量、记录、计算自动化，因此，其在分析领域的应用越来越广泛。药代动力学研究中一般使用电子天平作为精密称量的工具。

（一）分析天平的称量方法

1. 直接称量法

天平调零后，将待称量物直接放在秤盘上，所得读数即待称量物的质量。该称量法适用于一些性质稳定、不玷污天平的物品，如表面皿等容器、棒状或块状的金属及其他整块的不易潮解或升华的固体样品。操作时注意不能直接用手取放待称量物。

2. 差减称量法

差减称量法又称减量法。如果待称量物的质量不要求固定值，而只要求在一定的质量范围内，则可以采用差减称量法。该法适用于易吸水、氧化，或易与二氧化碳作用的物质。通常把这类物质盛放在称量瓶中进行称量。操作方法：将适量待称量物装入称量瓶中，先在托盘天平上大概称取其质量，再在分析天平上称量其准确质量（m_1）。取出称量瓶，在盛放待称量物的容器的上方将称量瓶倾斜，打开瓶盖并用其轻轻敲瓶口上部，使待称量物慢慢落入容器中。当倾出的待称量物已接近所需质量时，慢慢把瓶竖起，再用瓶盖轻敲瓶口上部，使粘在瓶口的待称量物落回瓶内，盖好瓶盖，再将称量瓶放回天平上称量其质量（m_2），两次质量之差（$m_1 - m_2$）即为所取待称量物的质量。如果第一次称得的质量未能达到所需要的质量范围，可再重复 1～2 次上述操作，直到达到要求。

3. 液体样品的称量

液体样品的准确称量较为麻烦。根据样品的不同，主要有以下三种称量方法：

（1）性质较稳定、不易挥发的样品可以装在干燥的小滴瓶中用减量法称取，应预先粗测每滴样品的质量。

（2）较易挥发的样品可用增量法称量。例如，称取浓盐酸试样时，可先在 100 mL具塞锥形瓶中加 20 mL 水，准确称量后，加入适量试样，立即盖上瓶塞，再进行准确称量，然后即可进行测定（如用氢氧化钠标准溶液滴定盐酸）。

（3）易挥发或与水作用强烈的样品应采取特殊的方法进行称量。例如，冰乙酸样品可以用小称量瓶准确称量，然后连瓶一起放入已盛有适量水的具塞锥形瓶，打开称量瓶瓶盖，样品与水混匀后进行测定。发烟硫酸和浓硝酸样品一般采用直径约为 10 mm、带毛细管的安瓿球称取。已准确称量的安瓿球经火焰微热后，毛细管尖插入样品，球泡冷却后可吸入 1～2 mL 样品，然后用火焰封住管尖再准确称量。将安瓿球放入盛有适量水的具塞锥形瓶中，摇碎安瓿球，样品与水混合并冷却后即可进行测定。

（二）电子天平的使用步骤

（1）调整水平。在称量前观察天平的水平仪水泡，如水平仪水泡偏移，则需要调整水平调节脚，使水泡位于水平仪中心位置。

（2）开启、预热。接通电源，打开电源开关，预热 30 min。

（3）校准。如果电子天平放置时间较长，或放置位置移动、环境发生变化，为了获得精确的称量结果，使用天平前一般都应该对其进行校准。轻按天平校准按键，使天平进入校准状态，用校准砝码进行校正操作。为了得到准确的校准结果，建议反复进行以上校准操作至少 2 次。

（4）称量。取下校准砝码，按归零按键，显示为"0"后，把待称量物放置于秤盘上，待读数稳定后，记录该数字，即为待称量物的质量。

（5）称量结束后，应切断天平电源及清洁框罩内外，盖上天平罩等。

（三）电子天平的使用注意事项

（1）称量前，检查天平是否处于水平位置，框罩内外是否清洁等。

（2）必须严格按照电子天平要求的预热时间进行预热。

（3）天平的门不要随意打开，开关天平时动作要轻、缓。

（4）待称量物品的温度要与天平相同，有腐蚀性或吸湿性的物质必须放在密闭容器内称量。

（5）如果电子天平长时间放置不用，应每隔一段时间通电一次，以保持电子天平内电子器件的干燥，特别是环境湿度较大时更应经常通电。

（6）严禁超载称量。

（7）称量过程中读数时，必须关好天平两侧的门。

（8）称量结束后，应切断天平电源及清洁框罩内外，盖上天平罩等。

（9）保持天平室的环境温度为 17 ～ 23 ℃，湿度为 50% ～ 70%，避免阳光直射，进出随手关门，保持环境安静、防震、干燥、避光、整齐、清洁。

第五章 \\\ 药代动力学分析方法

生物样品中药物及代谢产物的分析方法包括色谱法、放射性同位素标记法和微生物学方法等。应根据分析物的性质，选择特异性好、灵敏度高的测定方法。色谱法包括高效液相色谱法（HPLC）、气相色谱法（GC）和色谱－质谱联用法（如 LC－MS、LC－MS/MS、GC－MS、GC－MS/MS）。在需要同时测定生物样品中多种化合物的情况下，LC－MS/MS 和 GC－MS/MS 联用法在特异性、灵敏度和分析速度方面有更多的优势。

对于前体药物或有活性（药效学或毒理学活性）代谢产物的药物，以及主要通过代谢从体内消除的药物，建立生物样品分析方法时应考虑测定原形药和主要代谢产物，考察物质平衡（mass balance），阐明药物在体内的转归。在这方面，放射性同位素标记法和色谱－质谱联用法具有明显优点。

应用放射性同位素标记法测定生物样品可配合色谱法，以保证良好的检测特异性。如果某些药物难以用上述的检测方法，可选用其他方法，但要保证其可靠性。

方法学验证（validation）是生物样品分析的基础。所有药代动力学研究结果都依赖于生物样品分析，只有可靠的方法才能得出可靠的结果。应从准确度、精密度、特异性、灵敏度、重现性、稳定性等对建立的方法进行验证。制备随行标准曲线并对质控样品进行测定，以确保生物样品分析数据的可靠性。

一、生物样品分析方法的基本参数

生物样品分析方法的基本参数包括：准确度、精密度、特异性、灵敏度、重现性、稳定性。

（一）准确度

准确度指在确定的分析条件下，测得值与真实值的接近程度。

（二）精密度

精密度指在确定的分析条件下，相同基质中相同浓度样品的一系列测量值的分散程度。

（三）特异性

特异性指分析方法测量和区分共存组分中分析物的能力。这些共存组分可能包括代谢产物、杂质、分解产物、基质组分等。

（四）灵敏度

灵敏度指生物样品分析方法的灵敏度，主要通过测定定量下限样品的准确度和精密度来表征。

（五）重现性

重现性指不同实验室间测定结果的分散程度，以及相同条件下分析方法在间隔一段短时间后测定结果的分散程度。

（六）稳定性

稳定性指一种分析物在确定条件下，一定时间内在给定基质中的化学稳定性。

（七）标准曲线

标准曲线反映了分析物响应值与浓度间的关系。应采用适当的加权和统计检验，用简单的数学模型来最恰当地描述。标准曲线应是连续的和可重现的，应以回归计算结果的百分偏差最小为基础。

（八）提取回收率

提取回收率指分析过程的提取效率，以样品提取后与提取前分析物含量百分比表示。

（九）定量范围

定量范围包括定量上限（upper limit of quantification，ULOQ）和定量下限（lower limit of quantification，LLOQ）的浓度范围，在此范围内采用浓度－响应关系能进行可靠的、可重复的定量，其准确度和精密度可以接受。

（十）生物基质

生物基质是一种生物来源物质，能够以可重复的方式采集和处理，如全血、血浆、血清、尿、粪、各种组织等。

（十一）基质效应

基质效应指由于样品中存在干扰物质，对响应造成的直接或间接的影响。

（十二）分析批

分析批包括待测样品、适当数目的标准样品和质控样品的完整系列。一天内可以完成几个分析批，一个分析批也可以持续几天完成。

（十三）标准样品

标准样品是在生物基质中加入已知量分析物配制的样品，用于建立标准曲线、计算质控样品和未知样品中分析物的浓度。

（十四）质控样品

质控（quality control，QC）样品指在生物基质中加入已知量分析物配制的样品，用于监测生物分析方法的重复性和评价每一分析批中未知样品分析结果的完整性和正确性。

二、生物样品分析方法的建立和验证

由于生物样品取样量少、药物浓度低、内源性物质（如无机盐、脂质、蛋白质、代谢产物）及个体差异等多种因素均会影响生物样品测定，因此，必须根据待测物的结构、生物基质和预期的浓度范围，建立适宜的生物样品分析方法，并对方法进行验证。

分析方法验证分为全面验证和部分验证两种。对于首次建立的生物样品分析方法、新的药物或新增代谢产物定量分析，应进行全面验证。在其他情况下可以考虑进行部分验证，如生物样品分析方法在实验室间的转移、定量浓度范围改变、生物基质改变、稀少生物基质（动物组织样品）、证实复方给药后分析方法的特异性等。

应考察方法的每一步骤，确定从样品采集到分析测试的全过程中，环境、基质、材料或操作上的可能改变对测定结果的影响。

（一）特异性

必须证明所测定的物质是预期的分析物，内源性物质和其他代谢产物不得干扰样品的测定。对于色谱法，要考察至少6个不同个体空白基质的色谱图（动物空白基质可以不同批次混合）、空白生物样品外加对照物质的色谱图（注明浓度）及用药后的生物样品（注明样品来源基质、用药后的时间）的色谱图。对于以软电离质谱为基础的检测方法（LC‑MS、LC‑MS/MS等），应注意考察分析过程中的基质效应，如离子抑制等。

（二）标准曲线与定量范围

根据所测定物质的浓度与响应的相关性，用回归分析方法（如用加权最小二乘法）获得标准曲线。通过将已知浓度的分析物和内标加入空白基质中，来制备各浓度的校正样品。标准曲线的高低浓度范围为定量范围，在定量范围内浓度测定结果应达到试验要求的精密度和准确度。用至少6个校正浓度水平，不含空白样品（不含分析物和内标的处理过的基质样品）和零浓度样品（含内标的处理过的基质）建立标准曲线，应使用与待测样品相同的生物基质，定量范围要能覆盖全部待测浓度，不允许在定量范围外推算未知样品的浓度。建立标准曲线时应随行空白生物样品，但计算时不包括该点。

（三）精密度与准确度

要求选择低、中、高 3 个浓度的质控样品同时进行方法的精密度和准确度考察。低浓度选择在定量下限附近，在定量下限的 3 倍或 3 倍以内；高浓度接近于标准曲线的上限，为定量上限的 75% 以上；中浓度则是在低浓度与高浓度之间选择一个浓度。每一浓度每批至少测定 5 个样品，为获得批间精密度，应至少 3 个分析批合格。精密度用质控样品的批内和批间相对标准差（RSD）表示，RSD 一般应小于 15%，在定量下限附近 RSD 应小于 20%。准确度一般应在 85%～115% 范围内，在定量下限附近应在 80%～120% 范围内。

（四）定量下限

定量下限是标准曲线上的最低浓度点，要求至少能满足测定 3～5 个半衰期时样品中的药物浓度，或 C_{max} 的 1/20～1/10 时的药物浓度，其准确度应在真实浓度的 80%～120% 范围内，RSD 应小于 20%。应由至少 5 个标准样品测试结果证明。

（五）样品稳定性

根据具体情况，对含药生物样品在室温、冰冻或冻融条件下以及不同存放时间进行稳定性考察，以确定生物样品的存放条件和时间。还应注意储备液的稳定性以及样品处理后的溶液中分析物的稳定性。

（六）提取回收率

应考察高、中、低 3 个浓度的提取回收率，其结果应准确和可重现。

（七）基质效应

当采用质谱法进行生物样品分析时，应在方法学建立过程中考察基质效应。采用至少 6 批来自不同供体的空白基质来考察基质效应。对于每批基质，应该通过计算基质存在（由空白基质提取后加入分析物和内标而得）与不含基质的相应峰面积（分析物和内标的纯溶液）比值，计算每一分析物和内标的基质因子。然后通过分析物的基质因子除以内标的基质因子，计算经内标归一化的基质因子。从 6 批基质计算的内标归一化的基质因子的变异系数（CV）不得大于 15%。应采用低浓度、高浓度，且每个浓度每批至少 5 个样品，来考察基质效应。

（八）稀释可靠性

样品稀释不应影响准确度和精密度。应该通过向基质中加入分析物至高于标准曲线上限浓度，并用空白基质稀释该样品（每个稀释因子至少 5 个测定值），来证明稀释的可靠性。准确度和精密度应在 ±15% 以内。稀释的可靠性范围应该覆盖试验样品所用的稀释倍数。

（九）残留

方法开发期间应使残留最小化。方法验证期间应通过检测标准曲线定量上限浓度后测定空白样品来确定残留，通常残留应不大于定量下限的 20%，且不超过内标的 5%。生物样品分析期间也应进行残留检测，如在测定高浓度样品后和分析下一个样品之前测定空白样品。

（十）微生物学分析

上述分析方法验证的很多参数和原则也适用于微生物学分析，但在方法验证中应考虑到它们的一些特殊之处。结果的准确度是关键的因素，如果重复测定能够改善准确度，则应在方法验证和未知样品测定中采用同样的步骤。

（十一）组织分布样品

由于组织分布样品中每种组织样本数目少，因此，其分析方法只需要验证选择性、批内精密度和准确度等。通常选择一两种代表性组织（如肝、肺、肾、大肠等）进行分析方法的部分验证。

三、生物样品分析方法的应用

应在生物样品分析方法验证完成之后开始测试未知样品。推荐由独立的人员配制不同浓度的标准样品对分析方法进行验证。

每个未知样品一般测定一次，必要时可进行复测。药代动力学比较试验中，来自同一个体的生物样品最好在同一分析批中测定。

每个分析批应建立标准曲线，随行测定高、中、低 3 个浓度的质控样品，每个浓度至少双样本，并应均匀分布在未知样品的测试顺序中。当一个分析批中未知样品数目较多时，应增加各浓度质控样品数，使质控样品数大于未知样品总数的 5%。质控样品测定结果的偏差一般应小于 15%，最多允许 1/3 质控样品的结果超限，但不能在同一浓度中出现。如质控样品测定结果不符合上述要求，则该分析批样品测试结果作废。

同一天内进行不同组织样品测试时，用代表性组织作为基质建立标准曲线，但质控样品应采用目标空白组织制备。根据当日标准曲线计算质控样品的浓度，若相对偏差在 ±15% 以内，则可共用一条标准曲线，否则采用与待测组织样品相同的空白组织建立标准曲线。

浓度高于定量上限的样品，应将相应的空白基质稀释后重新测定。对于浓度低于定量下限的样品，进行药代动力学分析时，达到 C_{max} 以前取样的样品应以零值计算，达到 C_{max} 以后取样的样品应以无法定量（not detectable，ND）计算，以减小零值对曲线下面积（AUC）计算的影响。

第六章 药代动力学参数计算相关软件介绍

一、建模与模拟全流程工作站

建模与模拟全流程工作站（Modeling and Simulation Studio，MaS Studio）是国内自主研发的一站式分析和建模软件，涵盖药代动力学模块（MaS for PK）、生物等效性模块（MaS for BE）和群体药代动力学（MaS for NM）模块，是生物医药工作重要的定量药理学软件操作平台。

（一）操作界面

MaS Studio 的操作界面可分为资源管理器、编辑区、运行区和输出区四部分（图1-6-1）。

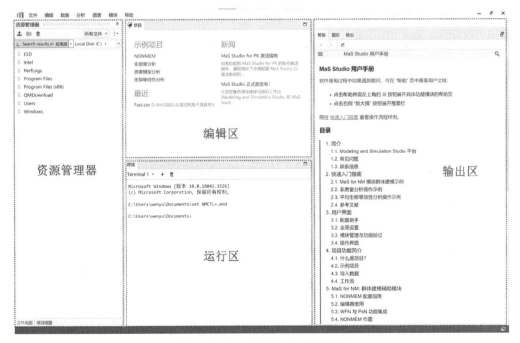

图1-6-1 MaS Studio 操作界面

1. 资源管理器

资源管理器位于操作界面左侧，包括"文件视图"和"项目视图"2个标签页。文件视图可显示计算机文件系统，项目视图可显示运行项目的项目结构。

2. 编辑区

编辑区位于操作界面中部偏上，可编辑或导入分析数据集、编写控制代码、设置分析模型参数等。

3. 运行区

运行区位于操作界面中部偏下，用于执行编辑区的建模指令、计算相关参数。

4. 输出区

输出区位于操作界面右侧，用于显示输出结果、诊断图形、数据探索、用户文档和帮助界面等。

（二）软件功能

Mas Studio 包括药代动力学模块（MaS for PK）、生物等效性模块（MaS for BE）和群体药代动力学（MaS for NM）模块。

1. MaS for PK

MaS for PK 用于药代动力学（PK）参数的分析，包括房室模型和非房室模型，支持静脉注射、静脉滴注和血管外给药等方式。

2. MaS for BE

MaS for BE 用于生物等效性（BE）分析，支持平行试验和交叉试验设计，可提供受试制剂和参比制剂的比值、t 检验、方差分析等结果。

3. MaS for NM

MaS for NM 需要配合定量药理学软件 NONMEM 一起使用，用于建立群体药代动力学模型，为 NONMEN 提供多种功能，辅助提高 NONMEN 建模工作效率。

（三）操作步骤

MaS for NM 是群体药代动力学建模的辅助模块，需要计算机同时安装 NONMEN 及其伴侣软件 Perl-speaks-NONMEN（PsN）和 Wings-for-NONMEN（WfN）才能正常使用。本书主要介绍 MaS for PK 和 MaS for BE 模块的操作步骤。

1. 新建项目

使用 MaS Studio 进行药代动力学和生物等效性计算时须先建立项目文件。点击操作界面上方菜单栏的"文件"→"新建项目"，输入项目名称，选择项目文件的保存路径，点击"确定"后生成新项目文件，此时资源管理器自动切换至项目视图。已经建立的项目文件保存于一个独立的文件夹中，可在资源管理器找到对应的文件路径，双击打开已建立的项目。

2. 药代动力学分析

（1）建立分析数据集。MaS Studio 要求 PK 分析数据集至少由受试对象唯一标识号、时间和浓度 3 列组成，还可以根据实验设计加入序列、周期、药物制剂等列，列的名称可自定义，在后续设置中进行数据映射。MaS Studio 支持的数据集文件为 csv 格式，可在软件操作界面中点击"文件"→"新建文件"→"新建数据文件（csv）"，录入数据，再保存为 csv 文件；也可在 Excel 中按规定的格式编辑数据集，再另存为 csv 格式文件。

（2）导入分析数据集。点击菜单栏"数据"→"导入 MaS Studio 数据"，导入分析数据集，或将鼠标悬停在资源管理器项目视图中的"数据"图标，点击左侧的"＋"按钮导入分析数据集。

（3）新建分析。将鼠标悬停在资源管理器项目视图中待分析的数据集图标上，点击左侧的"→"按钮，在弹出的界面中根据分析目的选择"PK 非房室分析"或"PK 房室模型"。

"PK 非房室分析"支持"血管内推注（IV Bolus）""血管内滴注（IV Infusion）"或"血管外给药（Extravenous）"等给药途径，可根据实验设计进行选择。

"PK 房室模型"支持的给药途径与"PK 非房室模型"相同，如选择"PK 房室模型"，还应选择对应的房室数。

（4）数据映射。点击"下一步"进入"数据"页面，输入采血时间和血药浓度的单位，并在数据映射表中选择分析数据集中"索引""时间"和"浓度"所需的变量，"索引"项可选择 1 项或多项。

（5）给药方案设置。点击"下一步"进入"剂量"页面，输入给药时间和给药剂量的数值与单位（如采用非房室模型计算多次给药达到稳态的参数，还应设置给药时间间隔 Tau）；如给药周期、制剂不同，或受试对象给予剂量不同，可点击"＋选择分层"选择所需的分层变量，并单独设置各层给药剂量。对于房室模型分析，可通过工具栏"给药次数"定义多次给药，同时在"数据输入"表中输入每次给药的时间。

（6）其他设置。对于"PK 非房室分析"，"剂量"页面设置完成后点击"下一步"进入"斜率选择"页面，设置计算末端消除速率常数等参数时需要进行拟合的数据点，点击页面中各散点图的"ID"按钮可选择尾点拟合所需的数据点；如不做任何设置，则由软件自动选择拟合使用的数据点。点击"下一步"进入"设置"页面，可设置是否稳态、AUC 算法及是否强制外推。

对于"PK 房室模型"，"剂量"页面设置完成后点击"下一步"进入"初值"页面，可勾选"自动计算初值"，或取消勾选并手动为每个参数设置初值。点击"下一步"进入"设置"页面，设置最小二乘法拟合参数时使用的权重系数以及自动迭代次数。

（7）运行分析。点击"运行"按钮，待运行完成后可在右侧边栏查看输出的 PK 参数和血药浓度 – 时间曲线。

3. 生物等效性分析

（1）建立分析数据集。MaS Studio 要求 BE 分析数据集至少由受试对象唯一标识号、制剂和生物等效性检验的暴露目标参数（如 C_{max}、$AUC_{0\to t}$、$AUC_{0\to\infty}$ 等）组成，交叉设计的 BE 试验还需要包括序列和周期。BE 分析数据集的建立和导入方法同 PK 分析；如 BE 检验的目标参数由 MaS Studio 计算所得，也可直接使用 PK 分析的参数输出数据集。

（2）新建生物等效性分析。将鼠标悬停在资源管理器项目视图中导入的目标数据集图标上，点击左侧"→"按钮，在弹出的界面中点击"生物等效性分析"→"平均生物等效性分析（Average Bioequivalence）"。

（3）数据映射。点击"下一步"，进入"数据"页面，选择参比制剂和试验设计类型（如交叉设计或平行设计），并在数据映射表中选择"受试对象""药物""因变量"所对应的变量（如为交叉设计，还包括"序列"和"周期"），其中，"因变量"为生物等效性分析所需要的 PK 参数。如分析中涉及中心/批次效应、分类协变量、连续变量等，也应指定对应的变量名。

（4）固定效应设置。点击"下一步"，进入"固定效应"页面，因变量转换方式可设置为自然对数转换（"Ln 转换"）或常用对数转换（"Log10 转换"）。如分析数据集中的数据已经过对数转换，可根据转换的方式选择"已进行 Ln 转换"或"已进行 Log10 转换"。在固定效应输入框中可按照输入框下方的说明输入线性混合效应模型的固定效应公式，如需要去除模型中的截距项，可勾选"无截距"或在固定效应公式中添加" – 1"。

（5）其他设置。点击"下一步"，进入"随机/重复效应"页面，可设置随机效应模型中的重复效应和随机效应，在"对象"输入框中输入"B < A >"可指定效应的对象为 A 嵌套 B，勾选"随机截距"，则效应值中将包含截距项。点击"下一步"，进入"选项"页面，可设置置信区间水平、固定效应置信区间、检测参比百分比及模型算法。

（6）运行生物等效性分析。点击"运行"按钮，待运行完成后可在右侧边栏查看输出的分析结果，其中，"分析总结"页面列举了 BE 检验的关键信息，是最重要的数据表，其他输出页面还包括 t 检验、方差分析、模型诊断等。

（四）案例介绍：某药在健康受试者空腹口服给药的生物等效性试验

1. 试验方案

试验设计：空腹单次用药、两制剂、两周期、随机、开放、自身交叉试验。

受试者例数：12。

给药方式：口服。

给药剂量：150 mg。

2. PK 参数计算

（1）使用 Excel 软件将试验数据按 PK 分析数据集的格式整理好。本试验为自身交叉试验，包含受试对象（Subject）、周期（Period）、序列（Sequence）、药物（Formulation）、采血时间（Time）和血药浓度（Concentration）等数据（表 1 – 6 – 1），将数据集文件另存为 csv 格式。

表 1 - 6 - 1 PK 分析数据集

受试对象 （Subject）	周期 （Period）	序列 （Sequence）	制剂 （Formulation）	采血时间 （Time）	血药浓度 （Concentration）
1	1	TR	T	0	BQL
1	1	TR	T	0.25	536
1	1	TR	T	0.5	1 020
1	1	TR	T	1	1 550
…	…	…	…	…	…
12	2	TR	R	12	55.3
12	2	TR	R	16	15.2
12	2	TR	R	24	6.6

（2）点击"文件"→"新建项目"，输入项目名称，选择工作路径（项目文件保存路径），点击"确定"建立项目文件。（图 1 - 6 - 2）

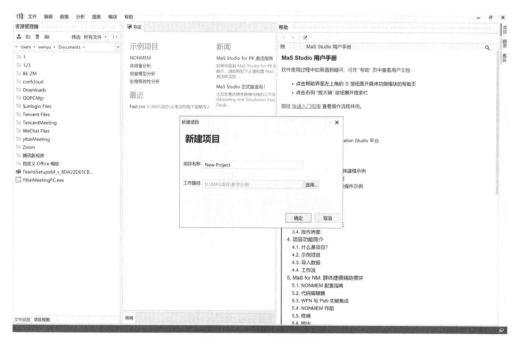

图 1 - 6 - 2 新建项目

（3）将鼠标悬停在资源管理器项目视图中的"数据"节点上，节点左侧出现"＋"按钮，点击左侧"＋"按钮，根据目标数据集文件保存路径选择对应的 csv 文件，点击"确定"导入分析数据集。（图 1 - 6 - 3）

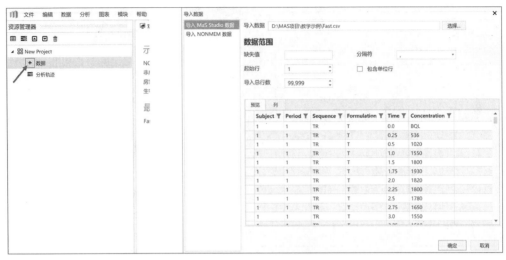

图 1-6-3　导入分析数据集

（4）将鼠标悬停在资源管理器项目视图目标数据集节点上，节点左侧出现"→"按钮，点击"→"按钮，在弹出的页面上选择"PK 非房室分析"→"血管外给药（Extravenous）"模块。（图 1-6-4）

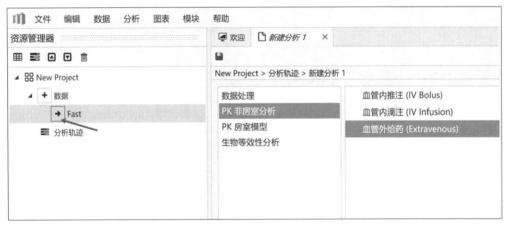

图 1-6-4　选择 PK 计算模型

（5）点击"下一步"，设置数据单位和数据映射，将 Subject、Period、Sequence 和 Formulation 映射为索引项，Time 映射为时间项，Concentration 映射为浓度项。（图 1-6-5）

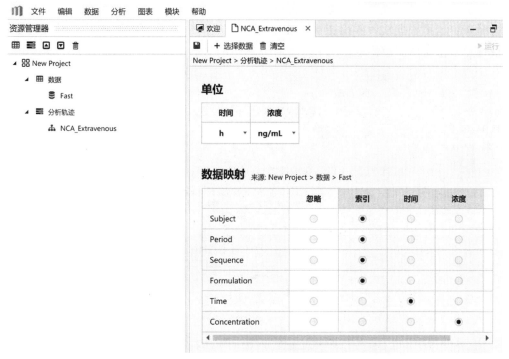

图 1 - 6 - 5　设置数据单位和数据映射

（6）点击"下一步"进入给药方案设置界面。本试验的给药剂量为 150 mg，为单次给药，因此，给药时间间隔"Tau"不需要填写。（图 1 - 6 - 6）

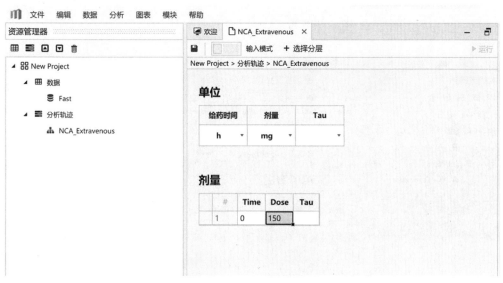

图 1 - 6 - 6　设置给药方案

（7）点击"下一步"，设置斜率选择时点，可不做任何设置，由软件自动选择尾点拟合时点；也可根据软件界面指引，在"图形模式"中点击"ID"按钮，在弹出窗体中框选尾点拟合所需数据点。（图1-6-7）

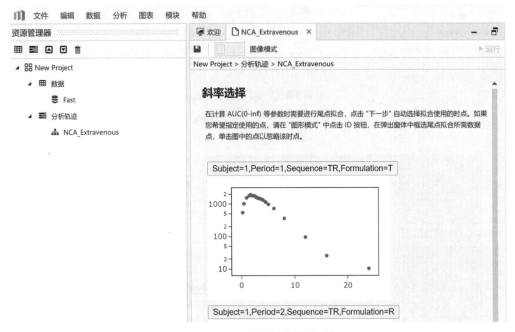

图1-6-7　设置斜率选择时点

（8）点击"下一步"，设置稳态和 AUC 算法。本试验为单次给药，因此选择"非稳态"，AUC 算法选择默认的"Linear"。（图1-6-8）

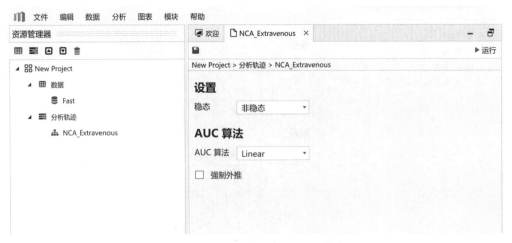

图1-6-8　设置稳态和 AUC 算法

（9）点击"运行"开始进行模型运算。运算完成后，可在右侧输出窗口的"参数输出"页面查看 PK 参数；在"图形"页面查看血药浓度 – 时间曲线；点击左侧资源管理器项目视图分析轨迹中的"C – T 均数曲线图""C – T 实测值群体曲线图"和"C – T 实测值个体曲线图"，可查看对应的血药浓度 – 时间曲线。（图 1 – 6 – 9）

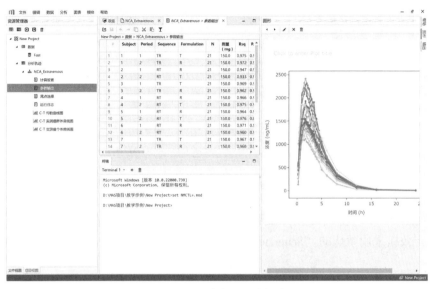

图 1 – 6 – 9 输出 PK 分析结果

3. BE 分析

（1）在 PK 分析的基础上，将鼠标悬停在资源管理器分析轨迹的"参数输出"节点，点击左侧的"→"按钮，在弹出的页面选择"生物等效性分析"→"平均生物等效性分析（Average Bioequivalence）"模块。（图 1 – 6 – 10）

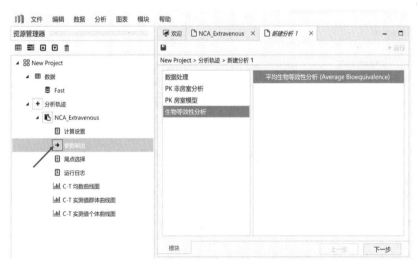

图 1 – 6 – 10 建立平均生物等效性分析

（2）点击"下一步"，进入"数据"页面，试验设计选择"交叉设计"，在数据映射表中将 Subject 映射为受试对象项，Period 映射为周期项，Sequence 映射为序列项，Formulation 映射为药物项，$C_{\max}$、$AUC_{0 \to t}$ 和 $AUC_{(0 \to t)\_obs}$ 映射为因变量，参照药选择"R"。（图 1 - 6 - 11）

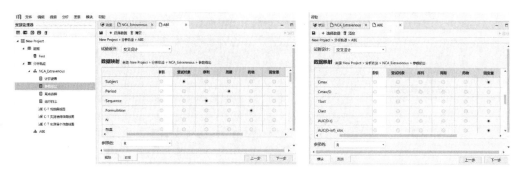

图 1 - 6 - 11   设置试验设计和数据映射

（3）点击"下一步"，进入"固定效应"页面，因变量转换选择自然对数"Ln 转换"，固定效应采用默认的"Sequence + Formulation + Period"。（图 1 - 6 - 12）

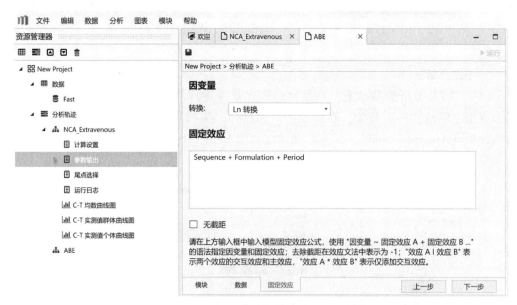

图 1 - 6 - 12   设置因变量转换方式和固定效应公式

（4）点击"下一步"，进入"随机/重复效应"页面，重复效应和随机效应均使用默认设置。（图 1 - 6 - 13）

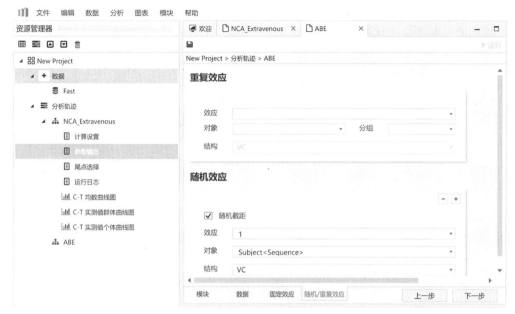

图 1 - 6 - 13　设置随机/重复效应

（5）点击"下一步"，进入"选项"页面，置信区间水平、固定效应置信区间和检测参比百分比分别设置为90%、95%和20%，模型算法采用默认设置。（图 1 - 6 - 14）

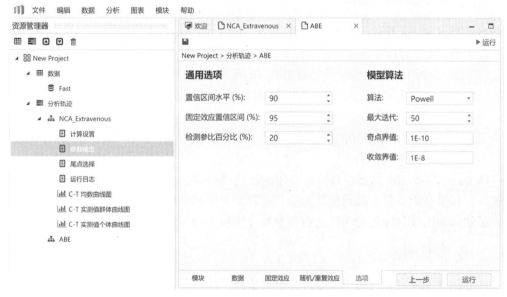

图 1 - 6 - 14　设置通用选项和模型算法

（6）点击"运行"开始 ABE 模型运算。运行结束后，在右侧输出窗口查看运行结果。生物等效性分析数据可在"分析总结"页面中查看（图 1 - 6 - 15）。受试制剂（T）和参比制剂（R）C_{max}、$AUC_{0 \to t}$ 和 $AUC_{0 \to \infty}$ 比值的 90% 置信区间分别为 96.42% ～

122.32%、98.41%～120.18%和98.29%～120.31%，均在80%～125%的临界范围内，说明受试制剂与参比制剂的生物等效性符合要求。

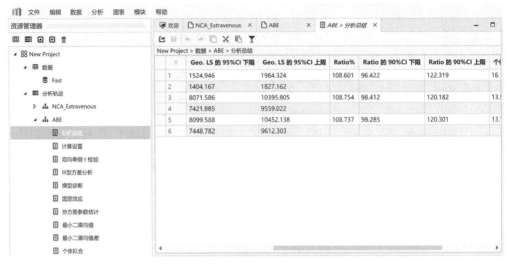

图1-6-15 查看ABE运行结果

注意事项

（1）MaS Studio 导入的数据集必须为 csv 格式；如原始数据集为 xls 或 xlsx 格式，需要另存为 csv 文件后再导入。

（2）BE 分析中完成试验设计和数据映射的设置后，软件将根据数据自动设置线性混合效应模型，一般可使用默认设置，如有特殊需要，可根据前述操作流程进行修改。

二、Phoenix WinNonlin

Phoenix WinNonlin 是国内外广泛应用的药代动力学、药效动力学和毒代动力学的建模工具，几乎可用于所有的药代动力学、药效动力学和非房室模型的数据分析。下面主要介绍如何运用该软件进行药代动力学参数计算和生物等效性分析。

（一）操作界面

Phoenix WinNonlin 的操作界面可分为菜单和工具栏、对象浏览器、编辑和输出窗口三部分（图1-6-16）。

1. 菜单和工具栏

菜单和工具栏位于操作界面顶端，菜单栏包含文件（File）、编辑（Edit）、帮助（Help）等常规菜单，工具栏包含保存（Save）、输入（Import）、输出（Export）、执行（Execute）等常用工具按钮。

2．对象浏览器

对象浏览器位于操作界面左侧，可显示和编辑运行项目的项目结构，与 MaS Studio 资源管理器项目视图类似。

3．编辑和输出窗口

编辑和输出窗口位于操作界面右侧，用于设置模型参数、查看分析结果。

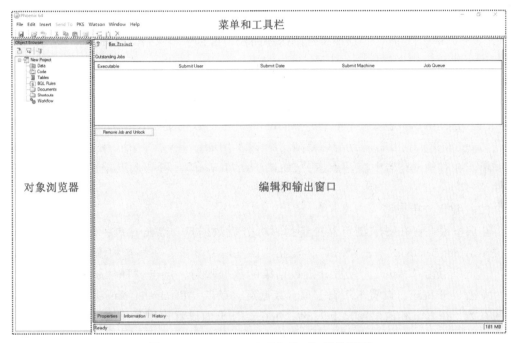

图 1 - 6 - 16　Phoenix WinNonlin 操作界面

（二）软件功能

Phoenix WinNonlin 的主要功能有计算分析、输入输出管理和统计等，可用于药代动力学分析（包括非房室模型和房室模型）和生物等效性/生物利用度分析。

1．计算分析功能

可用于房室模型分析和非房室模型分析，计算药代动力学参数，基于药代动力学参数进行生物等效性/生物利用度分析。

2．输入输出管理功能

Phoenix WinNonlin 兼容 Excel 工作表和工作簿文件，可利用 Excel 进行数据编辑，使用基于模板的结果输出向导及图表可进行编辑修改、单位定义和转换，使用基于开放式数据库互联的数据库读取或存储数据。

3．统计功能

Phoenix WinNonlin 标准版可进行描述性统计，专业版和企业版还包含 ANOVA/GLM 模块的统计功能。

（三）操作步骤

下面主要介绍如何使用 Phoenix WinNonlin 进行药代动力学和生物等效性分析。

1. 新建项目

使用 Phoenix WinNonlin 进行 PK 和 BE 分析时须先建立项目文件。点击菜单栏的"File"→"New Project"，生成名称为"New Project"的新项目文件，右键点击项目名称后选择"Rename"，可修改文件名称。点击工具栏"保存（Save）"图标或菜单栏"File"→"Save Project"，选择文件的保存路径，可将项目文件（文件名后缀为"phxproj"）保存至目标文件夹，点击菜单栏"File"→"Lord Project"，可打开已保存的项目文件。

2. 药代动力学分析

（1）建立分析数据集。Phoenix WinNonlin 的分析数据集格式要求同 MaS Studio，可通过 Excel 编辑，也可右键点击对象浏览器中的"Data"→"New"→"Worksheet"进行编辑。在对象浏览器中右键点击"Data"→"Import"，可导入已编辑保存的数据集文件。

（2）建立分析模型。

非房室模型：在对象浏览器中选择目标分析数据集，点击右键，选择"Send To"→"NCA and Toolbox"→"NCA"，建立非房室模型分析。在编辑和输出窗口的"Setup"页面下点击"Main"，设置分析数据集的数据映射，点击"Dosing"，设置给药方案，点击"Slopes"，设置末端斜率拟合数据点，点击"Parameter Names"，选择需要计算的参数，在编辑和输出窗口下方的"Options"页面设置模型类型（Model Type）、给药方式和单位（Dose Options）。

房室模型：在对象浏览器中选择目标分析数据集，点击右键，选择"Send To"→"WNL5 Classic Modeling"→"PK Model"，建立房室模型分析。在编辑和输出窗口的"Setup"页面下点击"Main"，设置分析数据集的数据映射，点击"Dosing"，设置给药方案，在窗口下方的"Model Selection"页面选择使用的模型，在"Weighing/Dosing"页面设置剂量单位。

（3）执行模型分析。点击工具栏"执行（Execute）"按钮（图1-6-17），模型计算运行完成后，可在编辑和输出窗口上方的"Results"页面查看计算的参数结果和模型曲线。

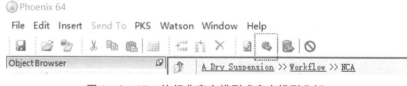

图1-6-17 执行非房室模型或房室模型分析

3．生物等效性分析

（1）建立分析数据集。Phoenix WinNonlin 对生物等效性分析数据集的格式要求同 MaS Studio，生物等效性分析数据集可用 Excel 或 Phoenix WinNonlin 自行编辑（方法同 PK 分析数据集），也可直接使用 PK 分析的参数输出数据集。

（2）建立 BE 分析模型。选中目标分析数据集，点击右键，选择"Send To"→ "NCA and Toolbox"→"Bioequivalence"，在数据映射表上选择受试对象（Subject）、药物（Formulation）和因变量（Dependent）对应的分析数据集中的变量，如试验方案为交叉设计，还需设置序列（Sequence）和周期（Period）。

（3）设置模型参数。在编辑和输出窗口下方"Model"页面设置研究类型（Type of Study）、生物等效性类型（Type of Bioequivalence）和参比制剂（Reference Formulation）。

（4）执行模型分析。点击工具栏"执行（Execute）"按钮，模型计算运行完成后，可在编辑和输出窗口上方的"Result"页面查看生物等效性分析结果。

（四）案例介绍：某药在健康受试者空腹口服给药的生物等效性试验

1．试验方案

试验设计：空腹单次用药、两制剂、两周期、随机、开放、自身交叉试验。

受试者例数：12。

给药方式：口服。

给药剂量：150 mg。

2．药代动力学参数计算

（1）使用 Excel 软件将试验数据按 PK 分析数据集的格式整理好。本试验为自身交叉试验，包含受试对象（Subject）、周期（Period）、序列（Sequence）、药物（Formulation）、采血时间（Time）和血药浓度（Concentration）等数据（表 1-6-2），将数据集文件另存为 csv 格式。

表 1-6-2　PK 分析数据集

受试对象（Subject）	周期（Period）	序列（Sequence）	药物（Formulation）	采血时间（Time）	血药浓度（Concentration）
1	1	TR	T	0	BQL
1	1	TR	T	0.25	536
1	1	TR	T	0.5	1020
1	1	TR	T	1	1550
…	…	…	…	…	…
12	2	TR	R	12	55.3
12	2	TR	R	16	15.2
12	2	TR	R	24	6.6

（2）点击菜单栏"File"→"New Project"新建项目（默认项目名称为"New Pro-ject"），新建的项目会自动跳转至重命名，可直接输入自定义的项目名称；如后续需要修改名称，可右键点击项目名称，选择"Rename"。（图1-6-18）

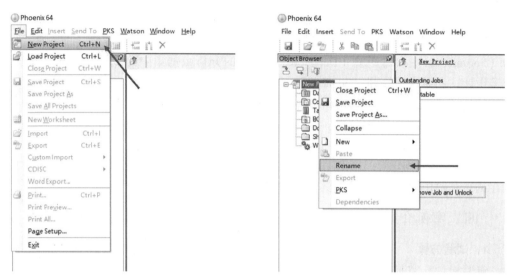

图1-6-18 新建分析项目

（3）右键点击对象浏览器中的"Data"，选择"Import"，导入分析数据集，在弹出的窗口中确认信息无误后点击"Finish"。（图1-6-19）

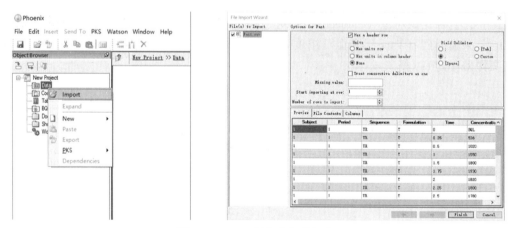

图1-6-19 导入分析数据集

（4）右键点击对象浏览器中的目标分析数据集，选择"Send To"→"NCA and Toolbox"→"NCA"，建立非房室模型分析。（图1-6-20）

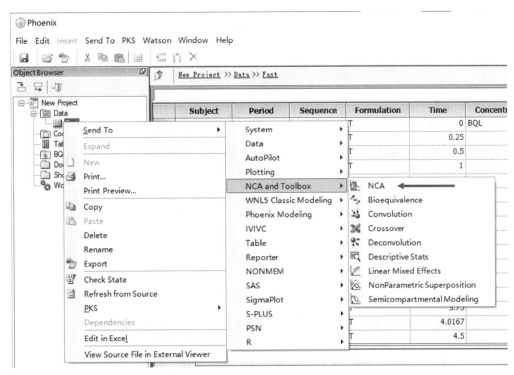

图 1 – 6 – 20　建立非房室模型

（5）点击编辑和输出窗口上方"Setup"页面，在"Main（Fast）"选项中设置数据映射表，将"Subject""Sequence""Period"和"Formulation"映射为索引项（"Sort"），"Time"映射为时间项（"Time"），"Concentration"映射为浓度项（"Concentration"）。（图 1 – 6 – 21）

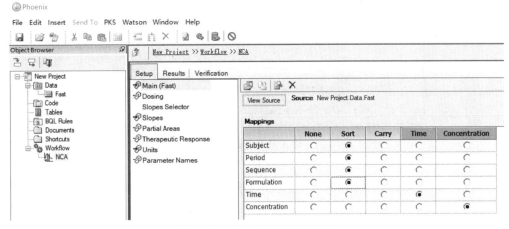

图 1 – 6 – 21　设置数据映射表

（6）点击"Setup"页面下的"Dosing"选项，设置给药方案，勾选"Use Internal Worksheet"，在弹出的窗口中确认索引项无误后点击"OK"，在给药方案列表中设置每个受试对象每周期的剂量和用药时间。本试验的给药剂量均为 150 mg，给药时间为 0 h，单次给药不需要设置给药间隔"Tau"。（图 1 – 6 – 22）

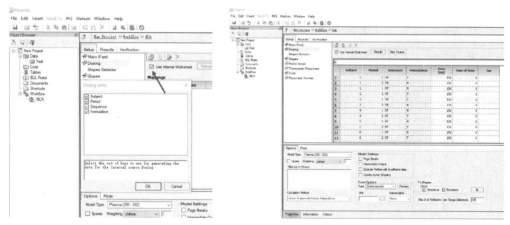

图 1 – 6 – 22　设置给药方案

（7）点击"Setup"页面下的"Slopes Selectors"选项，设置末端消除相斜率拟合的数据点，可在每个受试个体的药时曲线上自定义或在"Lambda Z Calculation Method"中选择"Best Fit"自动拟合。（图 1 – 6 – 23）

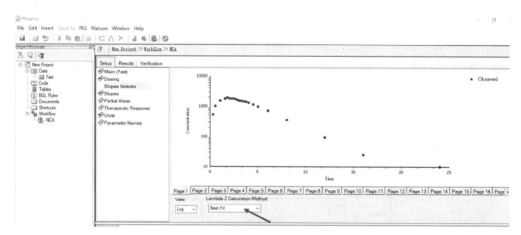

图 1 – 6 – 23　设置末端消除相斜率拟合数据点

（8）点击"Setup"页面下的"Parameter Names"选项设置需要计算的参数，勾选"Use Internal Worksheet"，在弹出的列表中将需要计算的参数选为"Yes"，无须计算的参数设置为"No"。（图 1 – 6 – 24）

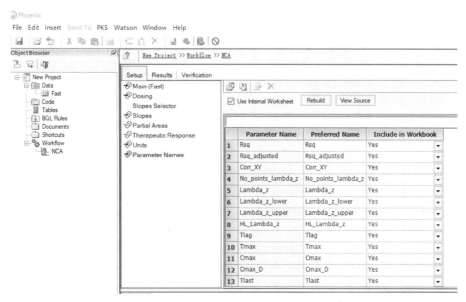

图 1 - 6 - 24 设置需要计算的参数

（9）在编辑和输出窗口下方"Options"页面下设置模型参数。本项目的样本为血浆，"Model Type"选择"Plasma（200 - 202）"；给药途径为口服，"Dose Options"中类型（Type）选择"Extravascular"；点击"Unit"右边的"···"按钮，在弹出的窗口中，"New Units"选项输入"mg"，点击"OK"确认；"Normalization"选择"mg"。（图 1 - 6 - 25）

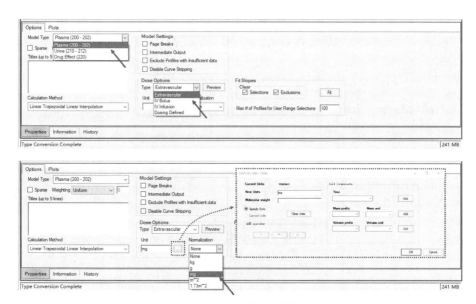

图 1 - 6 - 25 设置非房室模型参数

（10）点击工具栏"Execute"按钮执行模型运算分析。待运行完成后，点击编辑和输出窗口上方"Results"页面查看 PK 参数计算结果和相关药时曲线。（图 1 - 6 - 26）

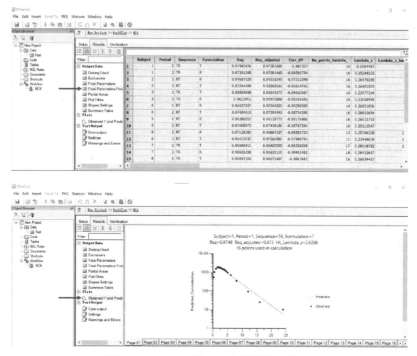

图 1 - 6 -26　查看非房室模型分析结果

3．生物等效性分析

（1）选中非房室模型（NCA）分析结果（"Results"页面）中的"Output Data" → "Final Parameters Pivoted"项，点击右键，选择"Send To" → "NCA and Toolbox" → "Bioequivalence"，建立生物等效性分析。（图 1 - 6 - 27）

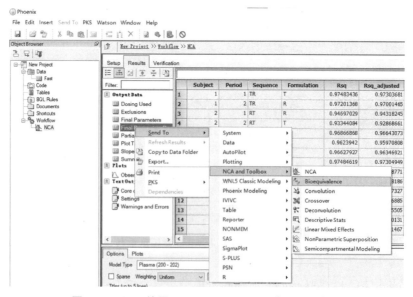

图 1 - 6 -27　使用 Phoenix WinNonlin 建立 BE 分析

（2）点击编辑和输出窗口上方"Setup"页面，在"Main（NCA. Final Parameters Pivoted）"选项中设置分析集数据映射表，将"Subject"映射为受试对象项（Subject），"Sequence"映射为序列项（Sequence），"Period"映射为周期项（Period），"Formulation"映射为药物项（Formulation），"Cmax""AUClast"和"AUCINF_obs"映射为因变量项（Dependent）。（图1 - 6 - 28）

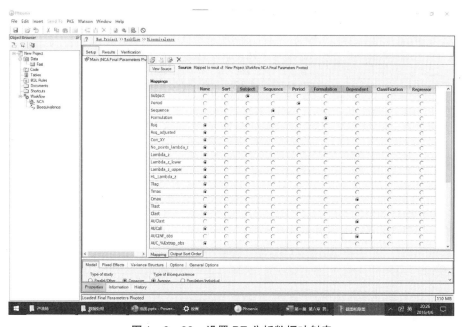

图1 - 6 - 28　设置 BE 分析数据映射表

（3）点击编辑和输出窗口下方"Model"页面设置 BE 分析参数。本试验为交叉设计试验，因此，"Type of Study"（研究类型）选择"Crossover"，"Type of Bioequivalence"（生物等效性类型）选择"Average"，"Reference Formulation"（参比制剂）选择"R"。（图1 - 6 - 29）

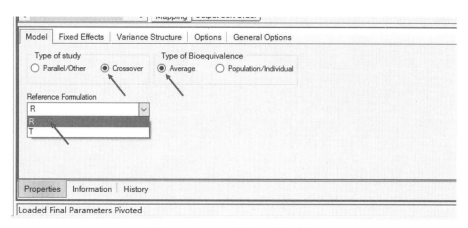

图1 - 6 - 29　设置 BE 分析参数

（4）点击工具栏"Execute"按钮执行模型运算分析。运行完成后，点击编辑和输出窗口上方"Results"页面查看 BE 分析结果（图 1 – 6 – 30）。受试制剂（T）和参比制剂（R）之间 C_{max}、$AUC_{0 \to t}$ 和 $AUC_{0 \to \infty}$ 比值的 90% 置信区间分别为 96.42% ～ 122.32%、98.30% ～ 120.32% 和 98.28% ～ 120.30%，均在 80% ～ 125% 的临界范围内，说明受试制剂与参比制剂的生物等效性符合要求。

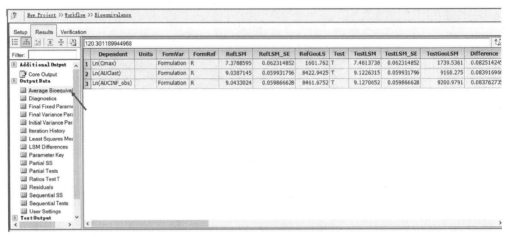

图 1 – 6 – 30　查看 BE 分析结果

注意事项

（1）使用 Phoenix WinNonlin 进行 PK 和 BE 分析时可能遇到无法执行分析的情况，此时可在编辑和输出窗口上方"Verification"页面查看运行失败的原因并进行更正。

（2）执行项目分析时常出现错误信息"GetRows Method cannot be called while the view is inactive."，此时可在编辑和输出窗口上方"Setup"页面下的"Dosing"选项中点击"Rebuild"按钮，在弹出的窗口确认索引（Sort）项选择正确后点击"OK"再尝试执行分析。

第二编　头孢呋辛在家兔体内的药代动力学实验

实验一　方法（一）建立：HPLC 测定家兔血浆中头孢呋辛浓度

实验目的

（1）加深理解体内药物分析的理论知识、定量分析方法及原理。
（2）掌握血浆生物样本前处理方法。
（3）掌握高效液相色谱法（HPLC）的操作方法和注意事项。
（4）掌握标准曲线的制备方法及注意事项。
（5）熟悉生物样本分析方法验证的流程。

实验原理

（一）头孢呋辛的药理学基础

头孢呋辛酯在体内水解后释放出头孢呋辛而发挥其抗菌活性，可用于敏感细菌造成的呼吸道感染、皮肤及软组织感染、淋病等的治疗。头孢呋辛酯脂溶性强，口服吸收良好，吸收后迅速在肠黏膜和门脉循环中被非特异性酯酶水解为头孢呋辛。本实验以对乙酰氨基酚为内标，建立 HPLC 测定家兔血浆中头孢呋辛的浓度。

（二）高效液相色谱 – 紫外检测法检测头孢呋辛的原理

生物样品中药物及代谢产物的分析方法包括色谱法、放射性同位素标记法和微生物学方法等。应根据受试物的性质，选择特异性好、灵敏度高的测定方法。色谱法包括高效液相色谱（HPLC）、气相色谱（GC）和色谱 – 质谱联用（如 LC – MS，LC – MS/MS，GC – MS，GC – MS/MS）。在需要同时测定生物样品中多种化合物的情况下，LC – MS/MS 和 GC – MS/MS 联用法在特异性、灵敏度和分析速度方面有更多的优势。

对于头孢呋辛，常用的体内药物分析方法有高效液相色谱－紫外检测法、紫外分光光度法、胶束电动毛细管色谱法、高效液相色谱－质谱法、胶束液相色谱法和微生物法等，其中，高效液相色谱－紫外检测法是最常用的方法。

头孢呋辛酯/头孢呋辛钠属于 β－内酰胺类抗生素，分子含有 β－内酰胺环结构（图 2-1-1）。β－内酰胺环状 π-π* 吸收波长在 200 nm 以下，当侧链含有其他显色或助色基团时，可在 200 nm 以上产生吸收。临床应用中，绝大多数 β－内酰胺类抗生素都有紫外吸收。

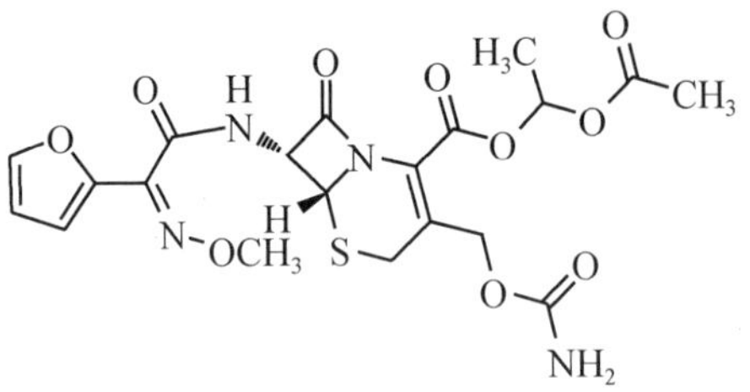

头孢呋辛酯 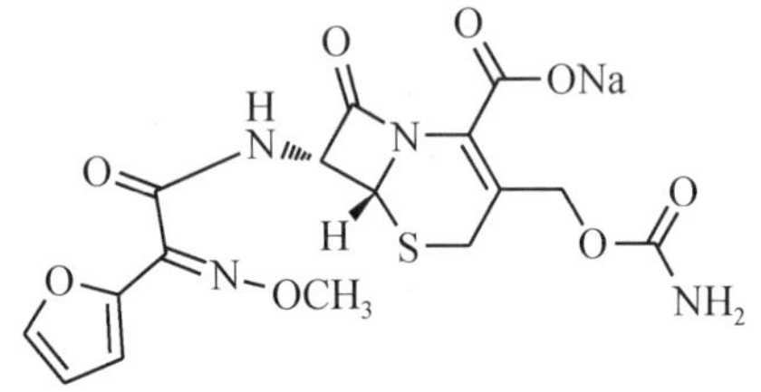　　　　　　　　头孢呋辛钠

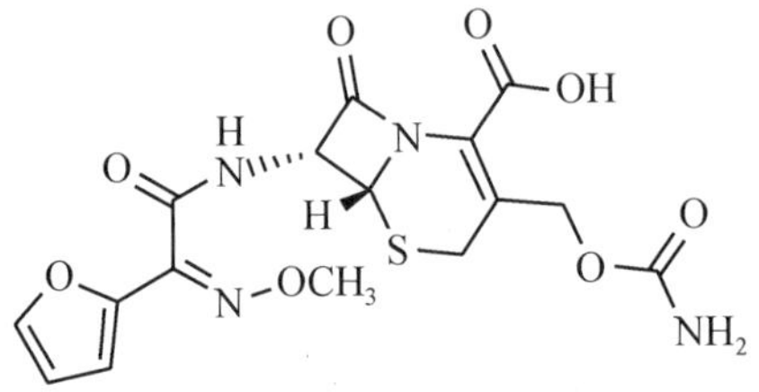

头孢呋辛

图 2-1-1　头孢呋辛酯、头孢呋辛钠、头孢呋辛结构式

（三）内标法原理

内标法是一种间接或相对的校准方法。在分析测定样品中某组分含量时，加入一种内标物质用于校准和消除由于操作条件等的波动而对分析结果产生的影响，以提高分析结果的准确度。使用内标法时，在样品中加入一定量的标准物质，它可被色谱柱分离，又不受试样中其他组分峰的干扰，只要测定内标物和待测组分的峰面积与相对响应值，即可求出待测组分在样品中的含量。采用内标法定量时，内标物的选择是一项十分重要的工作。理想情况下，内标物应当是一个能得到纯样的已知化合物，这样它能以准确、已知的量加到样品中去，它应当和被分析的样品组分有基本相同或尽可能一致的物理化学性质（如化学结构、极性、挥发度及在溶剂中的溶解度等）、色谱行为和响应特征，最好与被分析物质为同系物，最理想的是目标分析物的同位素化合物。

（四）生物样本前处理方法

目前，常用的生物样本前处理方法主要有蛋白沉淀法、液液萃取法、固相萃取法等，其目的都是除去生物样本中的大分子蛋白质杂质。

实验方法

（一）实验器材

主要有电子分析天平、pH 计、移液器（100 ～ 1 000 μL、20 ～ 200 μL、0.5 ～ 10 μL）、涡旋仪、离心机、真空干燥箱、高效液相色谱仪、自动进样器、色谱柱（Hypersil ODS, 4.6 mm × 150 mm, 5 μm）等。

（二）标准品

目标物：头孢呋辛标准品。内标物：对乙酰氨基酚标准品。

提供目标物、内标物标准品的名称、批号、来源、质量、含量等信息，并做好相应管理记录。

（三）试剂

甲醇（色谱纯）、磷酸二氢钾（分析纯）、超纯水等。

（四）操作步骤

1．溶液、样品制备

1）0.05 mol/L 磷酸二氢钾溶液。精密称取磷酸二氢钾 6.8 g，溶于 1 000 mL 超纯水中，定容，超声 10 min 混匀，即得 0.05 mol/L 磷酸二氢钾溶液，溶液置于 4 ℃冰箱保存。

2）内标物标准液。精密称取对乙酰氨基酚标准品 15.0 mg，加入甲醇水溶液（甲醇/水 = 1/1）10 mL 溶解，得浓度为 1.5 mg/mL 的储备液，置于 4 ℃冰箱保存。取对乙酰氨基酚储备液 100 μL，加入甲醇水溶液（甲醇/水 = 1/1）900 μL，得浓度为 150 μg/mL 的内标液。

3）头孢呋辛标准储备液。精密称取头孢呋辛 10.0 mg，加入甲醇水溶液（甲醇/水 = 1/1）10 mL 溶解，得头孢呋辛浓度为 1.0 mg/mL 的标准储备液，置于 4 ℃冰箱保存。

4）标准曲线血浆样本制备。按表 2 – 1 – 1 取不同体积头孢呋辛标准储备液于 EP 管中，用甲醇水溶液（甲醇/水 = 1/1）进行稀释，制备一系列不同浓度的标准工作液（5 000 μL）。取 6 份空白血浆（80 μL），分别加入表中不同浓度的头孢呋辛标准工作液 20 μL，对乙酰氨基酚内标液（150 μg/mL）10 μL，涡旋 10 s 混匀。

表2-1-1 标准曲线血浆样本制备

试剂	编号					
	1	2	3	4	5	6
头孢呋辛储备液/μL	0	10	50	250	1 000	4 000
甲醇水溶液（甲醇/水＝1/1）/μL	5 000	4 990	4 950	4 750	4 000	1 000
总体积/μL	5 000	5 000	5 000	5 000	5 000	5 000
头孢呋辛标准液浓度/（μg/mL）	0	2	10	50	200	800
血浆样本终浓度/（μg/mL）	0	0.4	2.0	10	40	160

5）质控血浆样本制备。按表2-1-2制备低、中、高3个浓度的质控标准液。取不同浓度的质控标准液20 μL，分别加入80 μL空白血浆中，加入对乙酰氨基酚内标液（150 μg/mL）10 μL，涡旋10 s混匀。每个浓度制备2份质控样本。

表2-1-2 质控血浆样本制备

试剂	编号		
	低	中	高
头孢呋辛储备液/μL	20	500	3200
甲醇水溶液（1/1）/μL	4 980	4 500	1 800
总体积/μL	5 000	5 000	5 000
头孢呋辛标准液浓度/（μg/mL）	4	100	640
血浆样本终浓度/（μg/mL）	0.8	20	128

6）精密度和准确性。制备头孢呋辛3个浓度的质控样品（0.8 μg/mL、20 μg/mL和128 μg/mL），分别进行方法的精密度和准确度考察。每一浓度每批至少测定5个样品，为获得批间精密度，应至少3个分析批合格。

精密度用质控样品的批内和批间相对标准差（RSD）表示，相对标准差一般应小于15%，在定量下限附近相对标准差应小于20%。准确度一般应在85%～115%范围内，定量下限应在80%～120%范围内。

7）定量下限。定量下限是标准曲线上的最低浓度点（0.4 μg/mL），要求至少能满足测定3～5个半衰期时样品中的药物浓度，或C_{max}的1/20～1/10时的药物浓度，其准确度应在真实浓度的80%～120%范围内，RSD应小于20%。应由至少6个标准样品测试结果证明。

8）提取回收率。制备质控浓度为0.8 μg/mL、20 μg/mL和128 μg/mL的不同生物样品（每个浓度各5个样品），按下述"2.血浆样本处理"步骤处理样品后，进行HPLC分析，得目标分析物峰面积为A_1，峰面积经标准曲线换算得浓度C。取空白生物基质数份，按下述"2.血浆样本处理"步骤处理样品后，用所得溶液配制质控浓度的头孢呋辛等标溶液（每个浓度各5个样品），进行HPLC分析，得峰面积为A_2；依

"$(A_1/A_2) \times 100\%$"计算提取（绝对）回收率，依"（C/对应已知浓度）$\times 100\%$"计算（相对）回收率。

9）样品稳定性。根据具体情况，对含药生物样品（0.8 μg/mL、20 μg/mL 和 128 μg/mL）在室温、冰冻或反复冻融条件下以及不同存放时间进行稳定性考察，以确定生物样品的存放条件和时间。还应注意储备液的稳定性以及样品处理后的溶液中分析物的稳定性。

（1）室温稳定性。头孢呋辛质控样本（每个浓度各 5 个样本）在室温 25 ℃放置 4 h，按下述"2. 血浆样本处理"步骤处理样品后进样分析。

（2）冻融稳定性。头孢呋辛质控样本（每个浓度各 5 个样本）于 –20 ℃冰冻 24 h，取出使之完全融解，如此反复冻融 3 次，按下述"2. 血浆样本处理"步骤处理样品后进样分析。

（3）长期稳定性。头孢呋辛质控样本（每个浓度各 5 个样本），置于 –20 ℃冰箱中保存 30 天，取出解冻，按下述"2. 血浆样本处理"步骤处理样品后进样分析。

（4）萃取液稳定性。萃取液处理后在进样器中放置 12 h，再进样检测分析。

2．血浆样本处理

（1）待测样本（标准曲线和质控血浆样本）涡旋 10 s，加入甲醇 300 μL，涡旋 1 min，静置 3 min。

（2）12 000 r/min 离心 5 min，取上清液 200 μL，常温真空干燥。

（3）待溶剂挥干后，加入 100 μL 甲醇水溶液（水/甲醇 = 8/2）溶解，涡旋 1 min，12 000 r/min 离心 5 min。

（4）取上清液 60 μL 至有内衬管的进样瓶（应检查内衬管底部是否有气泡，如底部有气泡会影响进样），进样 20 μL。

3．检测条件

（1）流动相：用 0.05 mol/L 磷酸二氢钾/甲醇进行梯度洗脱，洗脱条件见表 2 –1 –3。

表 2 –1 –3　流动相梯度洗脱条件

时间/min	0.05 mol/L 磷酸二氢钾/甲醇（V/V）
0～6	90/10
6～12	75/25
12～15	90/10

（2）检测波长：271 nm。

4．结果记录

分别记录各标准样品及内标峰面积。计算获得标准曲线和质控样本的相应数据。

5．参数计算

具体参考第二编实验五。

实验二 方法（二）建立：HPLC – MS/MS 测定家兔血浆中头孢呋辛浓度

实验目的

（1）加深理解体内药物分析的理论知识、定量分析方法及原理。

（2）掌握血浆生物样本前处理方法。

（3）掌握高效液相色谱 – 串联质谱法（HPLC – MS/MS）的操作方法和注意事项。

（4）掌握标准曲线的制备方法及注意事项。

（5）熟悉生物样本分析方法验证的流程。

实验方法

（一）实验器材

高效液相色谱 – 串联质谱仪、色谱柱（Thermo Hypersil Gold，150 mm ×2.1 mm，1.9 μm），其他同第二编实验一。

（二）标准品

同第二编实验一。

（三）试剂

同第二编实验一。

（四）操作步骤

1. 溶液、样品制备

（1）内标物（头孢西丁）储备及标准工作液。精密称取盐酸头孢西丁标准品（纯度为95.1%）10.49 mg（折合头孢西丁 10.0 mg），置于 10 mL 容量瓶中，用甲醇水溶液（甲醇/水 =1/1）溶解并定容至刻度，得到母液，再用甲醇水溶液（甲醇/水 =1/1）溶解并梯度稀释制备100.0 ng/μL、50.0 ng/μL 标准工作液，置于 4 ℃ 冰箱中保存。

（2）头孢呋辛标准储备液及标准工作液。精密称取头孢呋辛标准品 10.0 mg，置于 10 mL 容量瓶中，用甲醇水溶液（甲醇/水 =1/1）溶解并定容至刻度，配制储备液

1 000.0 ng/μL，再用甲醇水溶液（甲醇/水 =1/1）溶解并梯度稀释制备相应浓度的标准储备液，头孢呋辛标准工作液制备见表2－2－1，置于4℃冰箱中保存。

表2－2－1　头孢呋辛标准工作液制备

储备液浓度/(ng/μL)	1 000.0	200.0	180.0	150.0	60.0	20.0	12.0	7.5	2.5	1.0
稀释方法	2 mL ↓ 10 mL	9 mL ↓ 10 mL	6 mL ↓ 7.2 mL	3 mL ↓ 7.5 mL	3 mL ↓ 9 mL	6 mL ↓ 10 mL	5 mL ↓ 8 mL	3 mL ↓ 9 mL	4 mL ↓ 10mL	3 mL ↓ 6mL
标准工作液浓度/(ng/μL)	200.0	180.0	150.0	60.0	20.0	12.0	7.5	2.5	1.0	0.5

（3）标准曲线血浆样本制备。按表2－2－2，取10份空白血浆（90 μL），其中，1号管（空白对照）加入甲醇水溶液（甲醇/水 =1/1）10 μL，2—9号管分别加入表中不同浓度的头孢呋辛标准工作液10 μL，1～10号管加入头孢西丁内标溶液（50 ng/μL）10 μL，涡旋10 s混匀。

表2－2－2　标准曲线血浆样本制备

编号	1	2	3	4	5	6	7	8	9	10
头孢呋辛标准工作液浓度/(ng/μL)	0	0.5	1.0	2.5	7.5	12.0	20.0	60.0	150.0	180.0
头孢西丁标准工作液浓度/(ng/μL)	0	50	50	50	50	50	50	50	50	50
空白血浆体积/μL	90	90	90	90	90	90	90	90	90	90
头孢呋辛血浆样品浓度/(ng/μL)	0	0.05	0.1	0.25	0.75	1.2	2	6	15	18

（4）质控血浆样本制备。按表2－2－3制备低、中、高3个浓度的质控标准液。取不同浓度的质控标准液10 μL，分别加入90 μL空白血浆中，加入头孢西丁内标溶液（50 ng/μL）10 μL，涡旋10 s混匀。每个浓度制备5份质控样本。

表2－2－3　质控血浆样本制备

编号	低	中	高
头孢呋辛标准工作液浓度/(ng/μL)	1.0	12.0	150.0
头孢西丁标准工作液浓度/(ng/μL)	50	50	50
空白血浆体积/μL	90	90	90
头孢呋辛血浆样品浓度/(ng/μL)	0.1	1.2	15

2. 药物浓度测定方法学验证项目

1）专属性。通过考察6个来自不同个体的空白生物样品的色谱图、空白生物样品外加一定浓度的头孢呋辛的色谱图以及用药后实际生物样品的色谱图来反映方法的特异性。

2）精密度和准确度。制备3个浓度的头孢呋辛质控样品分别进行方法的精密度和准确度考察。每一浓度每批至少测定 5 个样品，为获得批间精密度，应至少 3 个分析批合格。

精密度用质控样品的批内和批间相对标准差（*RSD*）表示，*RSD* 一般应小于 15%，在定量下限附近 *RSD* 应小于 20%。准确度一般应在 85% ～ 115% 范围内，定量下限应在 80% ～ 120% 范围内。

3）定量下限。定量下限是标准曲线上的最低浓度点，要求至少能满足测定 3 ～ 5 个半衰期时样品中的药物浓度，或 C_{max} 的 1/20 ～ 1/10 时的药物浓度，其准确度应在真实浓度的 80% ～ 120% 范围内，*RSD* 应小于 20%。应由至少 6 个标准样品测试结果证明。

4）提取回收率。制备不同质控浓度的生物样品（每个浓度各 5 个样品），按下述"3. 血浆样本处理"步骤处理样品后，进行 HPLC 分析，得目标分析物峰面积为 A_1，峰面积经标准曲线换算得浓度 C。取空白生物基质数份，按下述"3. 血浆样本处理"步骤处理样品后，用所得溶液配制质控浓度的头孢呋辛等标溶液（每个浓度各 5 个样品），进行 HPLC 分析，得峰面积为 A_2。依"$(A_1/A_2) \times 100\%$"计算提取（绝对）回收率，依"（C/对应已知浓度）× 100%"计算（相对）回收率。

5）样品稳定性。根据具体情况，对含药生物样品在室温、冰冻或反复冻融条件下以及不同存放时间进行稳定性考察，以确定生物样品的存放条件和时间。还应注意储备液的稳定性以及样品处理后的溶液中分析物的稳定性。

（1）室温稳定性。头孢呋辛的质控样本（每个浓度各 5 个样品）在室温 25 ℃ 放置 4 h，按下述"3. 血浆样本处理"步骤处理样品后进样分析。

（2）冻融稳定性。头孢呋辛的质控样本（每个浓度各 5 个样品）在 −20 ℃ 冰冻 24 h，取出使之完全融解，如此反复冻融 3 次，按下述"3. 血浆样本处理"步骤处理样品后进样分析。

（3）长期稳定性。头孢呋辛的质控样本（每个浓度各 5 个样品）置于 −20 ℃ 冰箱保存 30 天后，取出解冻，按下述"3. 血浆样本处理"步骤处理样品后进样分析。

（4）萃取液稳定性：萃取液处理后在进样器中放置 12 h，再进样检测分析。

3. 血浆样本处理

（1）待测样本（标准曲线和质控血浆样本）涡旋 10 s，加入 10 μL 头孢西丁内标液，涡旋 10 s。

（2）加入 3% 甲酸乙腈溶液 0.5 mL，涡旋 1 min，混匀，沉淀。

（3）室温静置 3 min，15 000 r/min 离心 5 min。

（4）取上清液 500 μL 于另一洁净 1.5 mL EP 管中，室温真空干燥。

（5）加入甲醇水溶液（甲醇/水 =1/1）0.1 mL 复溶，涡旋 1 min，15 000 r/min 离心 5 min。

（6）取上清液 80 μL 至有内衬管的进样瓶（应检查内衬管底部是否有气泡，如底部有气泡会影响进样），进样 5 μL。

4. 色谱条件

检测条件见表 2 – 2 – 4。

表 2 - 2 - 4　检测条件

流动相（mobile phase）	乙腈/0.1%甲酸水溶液（70/30，V/V）	
流速（flow rate）/（mL/min）	300	
进样体积（injection volume）/mL	5	
进样盘温度（tray temp）/℃	15	
离子源（ionization source）	ESI	
极性（polarity）	negative	
电喷雾电压（spray voltage）/V	2 500	
蒸发温度（vaporizer temperature）/℃	280	
毛细管温度（capillary temperature）/℃	350	
鞘气压力（sheath gas pressure）/psi	30	
辅助气压力（aux gas pressure）/psi	10	
保留时间（run time）/min	3.5	
峰宽（chrom filter peak width）/（m/z）	10	
扫描宽度（scan width）/（m/z）	0.01	
扫描时间（scan time）/s	0.1	
待测物质名称（name）	头孢呋辛	头孢西丁
母离子（parent）/（m/z）	423.20	426.20
子离子（product）/（m/z）	207.14	156.20
碰撞压力（collision pressure）/mTorr	1.5	1.5
碰撞能（collision energy）/V	20	12

5. 结果记录

分别记录各标准样品及内标峰面积。计算获得标准曲线和质控样本的相应数据。

6. 参数计算

具体参考第二编实验五。

实验注意事项

1）注意甲醇、乙腈等有机溶剂的安全使用。

2）操作过程中，注意加样吸头的更换，避免样品之间的污染。

3）高效液相色谱仪的使用：

（1）流动相必须预先脱气至少 30 min，可用超声波、机械真空泵或水力抽气泵脱气。

（2）将配好的流动相接到流路中，开启泵启动开关，检测是否漏液。

（3）严格防止气泡进入系统，吸液软管必须充满流动相。吸液管的烧结不锈钢过滤器必须始终浸在溶剂中，如变换溶剂，必须先停泵，再将过滤器移到新的溶剂瓶内，然后才能开泵使用。

　　4）注意标准曲线中的样品浓度计算原则以及待测样品的稀释倍数计算原则。

　　5）注意标准曲线的作图规范性。

实验思考题

（1）内标法和外标法的原理及各自的适用范围是什么？

（2）分析生物样本时，为什么要同时制备质控样本进行测定？

（3）通过查阅资料，说明生物样本前处理的常用方法有哪些，各有什么优点和缺点。

实验三　样本采集：家兔单次给予头孢呋辛酯/头孢呋辛钠

实验目的

(1) 掌握家兔静脉注射和灌胃口服的给药方法。
(2) 掌握静脉留置针的操作与血液样本的采集、处理方法。
(3) 熟悉药代动力学研究采血时间点设计及剂量选择的原则。

实验原理

(一) 头孢呋辛酯、头孢呋辛钠的药代动力学特征

头孢呋辛酯脂溶性强，口服给药后，头孢呋辛酯被胃肠道吸收，并迅速被肠黏膜和血液中的非特异性酯酶水解，释放出头孢呋辛进入体循环。头孢呋辛广泛分布于细胞外液中。头孢呋辛酯水解后的酯部分被代谢成乙醛和醋酸，头孢呋辛则以原形从尿中排泄。健康成人空腹单次口服头孢呋辛酯 0.5 g 后约 2 h，头孢呋辛血浆药物浓度达到峰值，约为 4 μg/mL；消除半衰期为 1.2～1.6 h。进食后口服达峰时间 (T_{max}) 为 2.5～3.0 h，食物可促进头孢呋辛酯吸收，空腹口服和进食后口服的绝对生物利用度分别为 37% 和 52%。

头孢呋辛钠在胃肠道吸收不佳，故临床常采用肌内注射、静脉注射或静脉滴注的方式给药。给药后头孢呋辛在体内分布良好，可分布至全身细胞外液，其消除半衰期 ($t_{1/2\beta}$) 为 1.1～1.5 h，血浆蛋白结合率约为 33%，血清蛋白结合率约为 50%。

(二) 药代动力学研究采样时间点设计原则

采样时间点的确定对药代动力学研究结果有重大影响，若采样时间点过少或选择不当，得到的血药浓度－时间曲线可能与药物在体内的真实情况存在较大差异。给药前需要采血作为空白样品。为获得给药后的一个完整的血药浓度－时间曲线，采样时间点的设计应兼顾药物的吸收相、平衡相（峰浓度附近）和消除相。一般在吸收相至少需要 2～3 个采样时间点，对于吸收快的血管外给药的药物，应尽量避免第一个时间点是峰浓度 (C_{max}) 所在时间点；在 C_{max} 所在时间点附近至少需要 3 个采样时间点；消除相需要 4～6 个采样时间点。整个采样时间至少应持续 3～5 个半衰期，或持续到血药浓度为 C_{max} 的 1/20～1/10。

（三）给药途径、给药剂量的选择原则

所用的给药途径和方式，应尽可能与临床用药一致，也要兼顾药效学研究和毒理研究的给药途径。动物体内药代动力学研究应设置至少3个剂量组，低剂量与动物最低有效剂量基本一致，中、高剂量按一定比例增加。不同物种之间可根据体表面积或药物暴露量进行剂量换算。主要考察在所设剂量范围内，药物的体内药代动力学过程是属于线性还是非线性，以利于解释药效学和毒理学研究中的发现，并为新药的进一步研究和开发提供信息。

（四）实验动物的选择原则

一般采用健康和成年的动物。常用动物有小鼠、大鼠、兔、豚鼠、犬、小型猪和猴等。动物选择的一般原则如下。

（1）首选动物：在考虑与人体药代动力学性质相关性的前提下，尽可能选择与人体毒理学和药效学研究相同的动物。

（2）尽量在动物处于清醒状态时进行试验，最好从同一动物多次采样获取药代动力学参数。

（3）创新性药物应选用两种或两种以上的动物，其中一种为啮齿类动物，另一种为非啮齿类动物（如犬、小型猪或猴等）。其他药物，可选用一种动物，建议首选非啮齿类动物。在动物选择上，建议采用体外模型比较动物与人代谢的种属差异性，包括代谢反应类型的差异和代谢产物种类及量的差异。通过比较，选取与人代谢性质相近的动物进行非临床药物代谢动力学评价；同时，尽可能明确药物代谢的研究对象（如原形药物、原形药物与代谢产物，或几个代谢产物同时作为药代动力学研究观察的对象）。

（4）经口给药不宜选用兔等食草类动物。

本实验选择家兔（新西兰兔）作为实验动物的原因：家兔相对温顺，体型较大鼠、小鼠大，对初步接触实验动物的学生而言，有利于保障操作的安全性、可行性等。

实验方法

（一）实验器材

分析天平、研钵、电子秤、离心机、冰箱、移液器（100～1 000 μL、20～200 μL、0.5～10 μL）及吸头、注射器、留置针、各种玻璃仪器、塑料离心管、开口器、导尿管、三通阀、兔固定箱等。

（二）实验材料

1. 动物

健康成年家兔，雌雄各半，体重1.5～3.0 kg。

2．药物与试剂

药物与试剂见表 2 - 3 - 1。

表 2 - 3 - 1　药物与试剂

药物、试剂名称	规格
头孢呋辛酯片	每片 0.25 g
注射用头孢呋辛钠	每瓶 1.5 g
肝素钠注射液	12 500 U/2 mL
0.9%氯化钠注射液	45 g/500 mL

（三）操作步骤

1．药液配制

（1）头孢呋辛酯灌胃液：取头孢呋辛酯片剂（每天 0.25 g）适量，用研钵将其研细为药粉。按给药量 25 mg/kg、50 mg/kg、100 mg/kg 称取适量头孢呋辛酯，按灌胃体积约 10 mL/kg 计算，加水配制成浓度为 2.5 mg/mL、5 mg/mL、10 mg/mL 的灌胃液。

（2）头孢呋辛注射液：将注射用头孢呋辛钠（每瓶 1.5 g）用生理盐水溶解，按给药量 25 mg/kg、50 mg/kg、100 mg/kg 吸取适量头孢呋辛钠溶液，按注射体积不超过 2 mL/kg 计算，加生理盐水稀释成浓度为 12.5 mg/mL、25 mg/mL、50 mg/mL 的注射液。

（3）肝素封管液：采用肝素钠注射液（12 500 U/2 mL）配制静脉留置针的封管液，取 250 mL 生理盐水加肝素钠 1 支（12 500 U）配制，封管液浓度为 100 U/mL。既要达到预防堵管的目的，又要考虑不出血。

（4）肝素抗凝管（肝素化试管）：采用肝素钠注射液（12 500 U/2 mL），加入 250 mL 生理盐水配制后，将采血离心管装满，倾出，然后烘干。

2．动物实验

1）捉持。用一只手抓家兔颈背部皮肤，将兔提起；另一只手托其臀部，使兔呈坐位姿势。

2）标号。根据性别给家兔标号，最合适的地方是耳部，一是容易观察，二是耳壳薄，血管相对较少，标耳号对兔子损伤小。标耳号可采用刺号或配戴耳标等形式。为简化操作，保证刺号效果，提倡采用"家兔专用耳号钳"。家兔专用耳号钳，除配有号码字钉外，还配有英文字母钉。英文字母钉可标记品种或产地的代号；按不同顺序编排号码字钉刺号，可表示兔子的出生年月和编号。

具体操作：刺号前先用酒精消毒兔耳部，然后用已装排好号码字钉和英文字母钉的耳号钳夹住血管较少的部位，用力压紧耳号钳使刺钉穿过耳壳，然后细心取下耳号钳，立即在耳壳内部刺号的部位涂上醋墨（醋墨最好以醋代水，用墨锭研磨而成），数日后耳表墨斑脱落，显出清晰而永不消退的字号。为减少打号给兔子带来的痛苦和感染疾病的风险，一般只需要在一侧耳上打号。公、母兔可分别用单、双号或以左、右耳刺号来区别。耳号钳在使用前后注意消毒。有些兔场为保护其种兔的信誉，以防假冒，可采用防伪耳标。

3）称重。根据编号用电子秤称量家兔体重，并记录。

4）留置针的放置。在兔耳选择合适的血管并剃毛，取出导管针，去除针套，转动针芯使针头斜面向上，针头与皮肤呈15°～30°穿刺，见回血后，减小角度再将穿刺针推进0.2～0.5 cm。右手以拇指和食指夹紧导管针的护翼，固定导管针；左手将针芯拔出0.5～1 cm，将外套管全部送入静脉。抽出针芯，用专用胶布固定导管针。

5）给药与血样采集。给药与血样采集见表2-3-2。

表2-3-2　给药与血样采集

给药途径	给药方式	药物	药量	采血时间
静脉注射	耳缘静脉缓慢注射	头孢呋辛钠溶液	25 mg/kg、50 mg/kg、100 mg/kg	0 min、5 min、10 min、15 min、30 min、45 min、1.0 h、1.5 h、2.0 h、3.0 h、5.0 h
口服	灌胃	头孢呋辛酯溶液		

（1）耳缘静脉给药（图2-3-1）。

A. 将家兔置于固定箱内（或由1人固定）。

B. 用乙醇棉球涂擦兔耳，使血管扩张显露。

C. 以手捏耳根部压住静脉，使静脉充血。

D. 注入药液，推注时如有阻力，局部肿胀变白，表明针头不在血管内，须重新穿刺。注射量一般为0.2～2 mL/kg，不超过2 mL/kg，等渗液可达10 mL/kg。

E. 血样采集。于给药前（0 min）和给药后5 min、10 min、15 min、30 min、45 min、1.0 h、1.5 h、2.0 h、3.0 h、5.0 h（共11个时间点）于留置针取血，每次约0.5 mL，每次取完用适量肝素封管液（100 U/mL）封管以防留置针管血液凝固。

（2）灌胃给药（图2-3-2）。

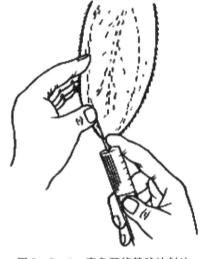

图2-3-1　家兔耳缘静脉注射法

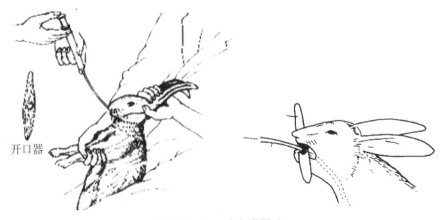

图2-3-2　家兔灌胃法

A. 将兔置于固定箱内，或由两人合作，一人坐好，将兔紧夹于两股（或固定于腋下），用一只手固定兔头。

B. 另一只手将开口器插入兔口，而后翻转几下，使兔舌伸直并固定之。

C. 另一人将导尿管从开口器中央孔插入口内，再慢慢插入食管和胃，深度为 15 ～ 18 cm。插管时感觉顺利，动物不挣扎也无呼吸困难表现，表示导尿管在胃内。为慎重起见，将导尿管外端插入水中，如有气泡吹出，表示导尿管已误入气管内，应拔出重插，如未见气泡出现即证实在胃内。

D. 将药液注入胃内。灌注量一般为 10 mL/kg 体重。

E. 血样采集：于给药前（0 min）和给药后 5 min、10 min、15 min、30 min、45 min、1.0 h、1.5 h、2.0 h、3.0 h、5.0 h（共 11 个时间点）于留置针取血，每次约 0.5 mL，每次取完用适量肝素封管液（100 U/mL）封管以防留置针管血液凝固。

（3）血浆样本处理。将血液样本置于肝素化试管中，3 500 r/min 离心 10 min 分离出血浆，−20 ℃避光保存至测定。

实验注意事项

（1）注意注射器使用的安全。接触血液、体液、分泌物时，须戴手套。禁止手持注射器随意走动，针头勿指向自己及他人。注射器使用完毕后应立即回套针帽，回套针帽时应细致操作以防被扎。丢弃注射器时应把注射器及针头分开，置于锐器盒内。

（2）注意家兔捉持的正确操作。家兔性情一般较温顺且胆小，捉拿动作要轻。家兔两耳较长，但并不能承担全身重量，因此，捕捉家兔时不能抓其两耳，使其疼痛而挣扎。正确做法应该是一只手抓住兔颈部的被毛与皮，提起兔，然后用另一只手托住其臀部，使其重量大部分落于手上。

（3）注意动物实验操作安全。动物实验操作过程中须佩戴乳胶手套，防止被家兔抓伤或咬伤，并注意防止被接触过家兔血液的针头扎伤。如发生上述情况应及时对伤口进行消毒，并于 24 h 内赴医院接种狂犬疫苗。

（4）血液采集应防止溶血和凝血。①防止溶血：手术器械要干燥、洁净，同时操作要小心轻柔，先把注射器回套针帽，取下针头，慢慢将血注入容器，不要随意晃动采到的血液。②防止凝血：每次取血后用适量肝素封管液（100 U/mL）封管以防留置针管内血液凝固，且收集血样的离心管应提前进行肝素化处理。

（5）家兔的处死及尸体处理方法。空气栓塞法：将空气注入动物静脉，使之很快栓塞而死。当空气注入静脉后，在右心随着心脏的跳动空气与血液相混致血液呈泡沫状，随血液循环至全身；如进入肺动脉可阻塞其分支，进入心脏冠状动脉造成冠状动脉阻塞，发生严重的血液循环障碍，动物很快死亡。这是最常用的一种家兔致死方法。一般每只兔需要注入 20 ～ 40 mL 空气。实验后应将处死的动物装入尸体专用垃圾袋内并交动物中心处理。实验动物禁止食用。

实验思考题

（1）静脉注射给药及灌胃给药应注意哪些问题？

（2）血样采集及血样处理应注意哪些问题？

（3）常用的家兔血样采集方法有哪些？各有什么特点？通过查阅资料，说明新型血样采集方法有哪些。

实验四　样本测定：头孢呋辛在家兔血浆中的药物浓度

实验目的

（1）掌握用高效液相色谱－紫外检测法、高效液相色谱－串联质谱法（HPLC－MS/MS）检测血浆中头孢呋辛浓度的操作方法。

（2）掌握保证生物样本分析质量的方法。

（3）了解生物样品的分析方法。

实验原理

（一）生物样品的分析方法

生物样品中药物及代谢产物的分析方法包括色谱法、放射性同位素标记法和微生物学方法等。应根据受试物的性质，选择特异性好、灵敏度高的测定方法。色谱法包括高效液相色谱法（HPLC）、气相色谱法（GC）和色谱－质谱联用法（如 HPLC－MS、HPLC－MS/MS、GC－MS、GC－MS/MS）。在需要同时测定生物样品中多种化合物的情况下，HPLC－MS/MS 和 GC－MS/MS 在特异性、灵敏度和分析速度方面有更多的优势。

（二）生物样品分析质量的保证

应在生物样品分析方法验证完成之后开始测试未知样品。推荐由独立的人员配制不同浓度的标准样品对分析方法进行考核。每个未知样品一般测定一次，必要时可进行复测。药代动力学比较试验中，来自同一个体的生物样品最好在同一分析批中测定。

（三）生物样品测定数据溯源

应该采用经过3Q认证，即质量体系认证 IQ（安装验证）、OQ（操作验证）、PQ（性能验证）的分析仪器进行样本检测。应使用专用的记录本或记录纸，并及时、规范地记录实验过程及数据，确保实验记录的完整、准确、清晰。操作人应签名，并注明日期。记录需要修改时，应保持原记录清晰可辨，注明修改理由；修改者签名，并注明日期。数据以电子文件形式产生、记录、处理、存储和修改时，应采用经过验证的计算机系统；记录所有操作以及操作的实验人员、时间；确保数据的真实、可靠及可溯源性。

实验方法

（一）高效液相色谱 - 紫外检测法

1. 实验器材

高效液相色谱仪、自动进样器、进样瓶、内衬管、色谱柱、分析天平、离心机、涡旋仪、pH 计、真空干燥箱、移液器（100～1 000 μL、20～200 μL、0.5～10 μL）及吸头、塑料离心管等。

2. 试剂

甲醇（色谱纯）、乙腈（色谱纯）、磷酸二氢钾（分析纯）、超纯水等。

3. 操作步骤

1）溶液制备。

（1）0.05 mol/L 磷酸二氢钾溶液。精密称取磷酸二氢钾 6.8 g，溶于 1 000 mL 超纯水中，定容，超声 10 min 混匀，即得 0.05 mol/L 磷酸二氢钾溶液，置于冰箱中 4 ℃保存。

（2）内标物标准液。精密称取对乙酰氨基酚标准品 15.0 mg，加入甲醇水溶液（甲醇/水 =1/1）10 mL 溶解，得浓度为 1.5 mg/mL 的储备液，置于 4 ℃冰箱保存。取对乙酰氨基酚储备液 100 μL，加入甲醇水溶液（甲醇/水 =1/1）900 μL，得浓度为 150 μg/mL 的内标液。

2）血浆样本处理。

（1）从冰箱取出待测样本，解冻后涡旋 60 s 混匀。

（2）加入对乙酰氨基酚内标液（150 μg/mL）10 μL，涡旋 10 s 混匀。

（3）加入甲醇 300 μL，涡旋 1 min，静置 3 min。

（4）12 000 r/min 离心 10 min，取上清液 200 μL 常温真空干燥。

（5）待溶剂挥干后，加入 100 μL 甲醇水溶液（水/甲醇 =8/2）溶解，涡旋 1 min，12 000 r/min 离心 5 min。

（6）取上清液 60 μL 至有内衬管的进样瓶（检查内衬管底物是否有气泡，若有，应排出，否则影响进样），进样 20 μL。

3）色谱条件。

（1）流动相：0.05 mol/L 磷酸二氢钾/甲醇梯度洗脱（表 2 - 4 - 1）。

表2-4-1　流动相梯度洗脱条件

时间/min	0.05 mol/L 磷酸二氢钾/甲醇（V/V）
0～6	90/10
6～12	75/25
12～15	90/10

（2）检测波长：271 nm。

（二）高效液相色谱-串联质谱法（HPLC-MS/MS）

1. 实验器材

主要有电子分析天平、pH 计、移液器（100～1 000 μL、20～200 μL、0.5～10 μL）、涡旋仪、离心机、真空干燥箱、冰箱、高效液相色谱-串联质谱仪、色谱柱（Thermo Hypersil Gold，150 mm×2.1 mm，1.9 mm）等。

2. 试剂

甲醇（色谱纯）、乙腈（色谱纯）、甲酸（分析纯）、超纯水等。

3. 操作步骤

1）溶液、样品制备。

同第二编实验二。

2）血浆样本处理。

（1）从冰箱取出待测样本，解冻后涡旋60 s，混匀，加入 10 μL 头孢西丁内标液，涡旋 10 s。

（2）加入 0.5 mL 3% 甲酸乙腈溶液，涡旋 1 min 混匀，沉淀。

（3）室温静置 3 min，15 000 r/min 离心 5 min。

（4）取上清液 500 μL 于另一洁净 1.5 mL EP 管中，室温真空干燥。

（5）加入甲醇水溶液（甲醇/水 =1/1）0.1 mL 复溶，涡旋 1 min，15 000 r/min 离心 5 min。

（6）取上清液 80 μL 至有内衬管的进样瓶（检查内衬管底部是否有气泡，若有，应排出，否则影响进样），进样 5 μL。

3）检测条件。检测条件见表2-4-2。

表2-4-2　检测条件

Mobile phase	乙腈/11.5 mmol 甲酸水（70/30，V/V）
流速（flow rate）/（mL/min）	300
进样体积（injection volume）/mL	5
进样盘温度（tray temp）/℃	15
离子源（ionization source）	ESI

续表 2 – 4 – 2

Mobile phase	乙腈/11.5 mmol 甲酸水（70/30, *V/V*）	
极性（polarity）	negative	
电喷雾电压（spray voltage）/V	2 500	
蒸发温度（vaporizer temperature）/℃	280	
毛细管温度（capillary temperature）/℃	350	
鞘气压力（sheath gas pressure）/psi	30	
辅助气压力（aux gas pressure）/psi	10	
保留时间（run time）/min	3.5	
峰宽（chrom filter peak width）/（m/z）	10	
扫描宽度（scan width）/（m/z）	0.01	
扫描时间（scan time）/s	0.1	
待测物质名称（name）	头孢呋辛	头孢西丁
母离子（parent）/（m/z）	423.20	426.20
子离子（product）/（m/z）	207.14	156.20
碰撞压力（collision pressure）/mTorr	1.5	1.5
碰撞能（collision energy）/V	20	12

4）结果记录。分别记录各待测样本中头孢呋辛及内标峰面积。将其代入标准曲线中计算浓度。

5）参数计算。具体参考第二编实验五。

实验注意事项

（1）注意冰冻血样的正确处理方法。血样从 – 20 ℃冰箱取出后须充分解冻再进行后续操作，以免药物分布不均匀。

（2）注意内标液的准确加入。本实验中，内标对乙酰氨基酚溶液、头孢西丁溶液的加入体积均较小，吸头应插入液面以下再把内标溶液排出，并且要注意每次更换吸头。

（3）注意高效液相色谱仪、高效液相色谱 – 串联质谱仪的规范使用。详见第二编实验一、实验二。

（4）注意超出标准曲线测定范围的样本的处理。浓度高于定量上限的样品，应采用相应的空白基质稀释后重新测定。对于浓度低于定量下限的样品，在进行药代动力学分析时，达到 C_{max} 之前取样的样品应以零值计算，达到 C_{max} 之后取样的样品应以无法定量（not detectable，ND）计算。

实验思考题

（1）通过查阅资料，说明头孢呋辛的常用检测方法有哪些，各有什么优点和缺点。

（2）如何保障生物样本浓度测定结果的可靠性和重现性？

实验五　数据处理与结果分析报告（一）

实验目的

（1）熟悉药代动力学数据处理方法。

（2）掌握药代动力学参数计算方法。

（3）熟悉药代动力学结果分析方法。

实验原理

（一）数据处理

1. 方法建立

（1）分析方法的详细描述。

（2）该方法所用对照品（被测药物、代谢产物、内标物）的纯度和来源。

（3）方法学验证描述及相关数据，即描述测定选择性、准确度、精密度、回收率、定量限、标准曲线的试验，并给出获得的主要数据。

（4）批内、批间精密度和准确度的详细结果。根据具体情况提供代表性的色谱图或质谱图并加以说明。

（5）对所建立的方法在实际分析过程中的优缺点进行评价。

2. 未知样品测定

（1）列出所用样品（受试物、代谢产物、内标物）的纯度和来源。

（2）描述样品处理和保存的情况，包括样品编号、采集日期、运输前的保存、运输情况、分析前的保存。信息应包括日期、时间、样品所处条件，以及任何偏离试验计划的情况。

（3）描述样品分析批的综合信息，包括分析批编号、分析日期、分析方法、分析人员、开始和结束时间、主要设备和材料的变化，以及任何可能偏离分析方法建立时条件的情况。

（4）列出用于计算结果的回归方程，分析样品时的标准曲线列表，各分析批质控样品测定结果综合列表并计算批内和批间精密度、准确度，列出各分析批包括的未知样品，浓度计算结果。

78

3. 图谱

（1）应标出完整的、可溯源的信息，如分析日期，受试动物编码，研究周期，样品编号，分析物，标准曲线或质控样品的浓度，分析物和内标的色谱峰、峰高、峰面积等。

（2）列明自动积分的积分参数，若采用手动积分，应说明原因。

（3）应能提供全部受试物样品测试的色谱图或其他原始数据，包括相应分析批的标准曲线和质控样品的色谱图或其他原始数据。

4. 浓度数据取舍

（1）注明缺失样品的原因、重复测试的结果及原因。对所舍弃的任何分析数据和所选择报告的数据应说明理由。

（2）给药前血药浓度不为零的情况：如果给药前血药浓度小于 C_{max} 的 5%，则该例数据可以不经校正而直接参与药代动力学参数计算和统计分析；如果给药前血药浓度大于 C_{max} 的 5%，则该例数据不应纳入分析。

（3）因出现呕吐而须剔除数据的情况：如果受试动物服用常释制剂后，在 T_{max} 中位数值 2 倍的时间以内发生呕吐，则该例数据不应纳入计算。如果使用调释制剂后，在短于说明书规定的服药间隔时间内发生呕吐，则该例数据不应纳入计算。

5. 药代动力学参数等信息提供

（1）受试动物编号、给药周期、给药顺序、制剂种类。

（2）血药浓度和采血时间点。

（3）单次给药：$AUC_{0 \to t}$、$AUC_{0 \to \infty}$、C_{max}、T_{max}、λ_z 和 $t_{1/2}$。

（4）稳态研究：$AUC_{0 \to \tau}$、C_{max}^{ss}、C_{min}^{ss}、C_{av}^{ss}、T_{max}^{ss}，以及波动系数 $\left[(C_{max}^{ss} - C_{min}^{ss})/C_{av}^{ss} \right]$ 和波动幅度 $\left[(C_{max}^{ss} - C_{min}^{ss})/C_{min}^{ss} \right]$。

（5）药代动力学参数的个体间、个体内和/或总的变异（如果有）。

6. 有关数据统计计算的要求

建议提供 $AUC_{0 \to t}$、$AUC_{0 \to \infty}$、C_{max}（稳态研究提供 $AUC_{0 \to \tau}$、C_{max}^{ss}）几何均值、算术均值、几何均值比值及其 90% 置信区间（CI）等。不应基于统计分析结果，或者单纯的药代动力学理由剔除数据。

7. 数据记录与保存

实验产生的全部数据结果及处理过程应全部记录并妥善保存，必要时接受检查。

（二）参数计算

1. 标准曲线

以已知浓度为横坐标、所得不同浓度的峰面积与内标峰面积之比为纵坐标，用加权最小二乘法（权重系数为 $1/x$ 或 $1/x^2$）进行回归运算，求得直线回归方程 $y = a + bx$（$R^2 > 0.99$）。标准曲线各浓度点的偏差均在可接受范围内，即最低在 ±20% 内，其余浓度点的偏差在 ±15% 内。

2. 药代动力学参数

（1）采用非房室模型计算主要的药代动力学参数。包括达峰浓度（C_{max}）、达峰时间（T_{max}）、血药浓度 – 时间曲线下面积（AUC）、口服给药绝对生物利用度（F_{po}），表观分布容积（V_d 或 V_d/F）、消除半衰期（$t_{1/2}$）、清除率（CL 或 CL/F）和平均滞留时间（MRT）等。

（2）C_{max} 与 T_{max} 均取实测值。

（3）对药物浓度 – 时间曲线进行半对数作图，用最小二乘法对末端点进行线性回归处理，末端消除速率常数 $K_e = -2.303 \times$（对数血药浓度 – 时间曲线末端直线部分的斜率），$t_{1/2} = 0.693/K_e$。

（4）$AUC_{0 \to t}$ 采用梯形法计算。$AUC_{0 \to \infty} = AUC_{0 \to t} + C_t/K_e$，$C_t$ 为最后一个时间点 t 对应的血药浓度。

（5）$F_{po} = (AUC_{0 \to \infty, po} \times Dose_{iv} / AUC_{0 \to \infty, iv} \times Dose_{po}) \times 100\%$。

（6）CL 或 CL/F 为给药剂量/$AUC_{0 \to \infty}$，V_d 或 V_d/F 为 CL/K_e 或 $(CL/F)/K_e$。

（7）$MRT = 1/K_e$。

也可利用 Excel、DAS 或 Phoenix WinNonlin 等软件计算非房室模型或房室模型相应药代动力学参数。房室模型等相关各药代动力学参数计算方法详见生物药剂学与药代动力学相关教材。

（三）统计分析

数据处理软件为 Excel 或 SPSS。利用统计方法对剂量范围内体内药代动力学特征进行判断，主要包括：

（1）给药剂量分别与 AUC 和 C_{max} 进行线性回归分析，获得相关系数。

（2）AUC 和 C_{max} 等剂量化后与不同剂量间的方差分析，判断剂量间的统计学意义。

（3）各组间 $t_{1/2}$、CL 或 CL/F、V_d 或 V_d/F 及 MRT 进行组间方差分析，$P < 0.05$ 为有统计学意义。

（4）各组间 AUC、C_{max}、$t_{1/2}$、CL 或 CL/F、V_d 或 V_d/F 及 MRT 等参数进行性别间方差分析，$P < 0.05$ 为有统计学意义。

（5）对不同给药途径相关参数进行方差分析，$P < 0.05$ 为有统计学意义。

（四）结果分析

（1）根据所获方法学参数，判断标准曲线、质控是否符合要求。

（2）根据所获药代动力学参数具体数据，分析药物的吸收、分布、消除等特性。

（3）根据不同剂量 AUC、C_{max} 和 $t_{1/2}$ 统计结果，判断药物的线性或非线性特征；也可以分别计算 AUC、C_{max} 与剂量之间的相关性。

（4）根据不同性别的药代动力学参数统计结果，判断药代动力学的性别差异。

（5）根据不同给药途径的药代动力学参数统计结果，判断药代动力学的给药途径差异。

（五）实验报告

实验报告反映实验设计、实施过程，对结果做出分析和评价。实验报告应包含实验题目、实验人员、实验目的、实验设计、实验内容、实验过程、数据处理及计算统计方法、实验结果、结果分析、安全性评价、讨论与结论、参考文献、附件等内容。

实验报告必须真实、完整地描述事实，科学、准确地分析数据，客观、全面地评价结果，使得出的结论合理。

实验方法

（一）数据采集

1. 标准曲线

数据包括色谱图、峰面积比、实测浓度、实测浓度偏离度、线性方程、相关系数等。（表2-5-1）

表2-5-1　标准曲线表示例

参数	浓度/（mg/L）				
	1	2	3	4	5
理论值	0.400	2.000	10.000	40.000	160.000
权重（$1/C^2$）	6.25	0.25	0.01	0.00	0.00
目标物峰面积 A	5 502	25 940	144 304	571 715	2 312 503
内标物峰面积 B	139 143	138 147	136 991	148 924	138 970
峰面积比	0.04	0.19	1.05	3.84	16.64
实测浓度	0.404	1.883	10.523	38.324	166.088
偏离度/%	1.0	−5.8	5.2	−4.2	3.8
a（截距）	−0.000 93				
b（斜率）	0.100 2				
R（相关系数）	0.998 7				
标准曲线方程	$y = -0.000\,93 + 0.100\,2x$ （$R = 0.998\,7$）				

2. 质控样本

数据包括色谱图、峰面积比、实测浓度（根据标准曲线计算）、实测浓度均值、RSD、偏离度等。（表2-5-2）

表2-5-2　质控样本表示例

参数	低浓度/（mg/L）			中浓度/（mg/L）			高浓度/（mg/L）		
	1	2	3	1	2	3	1	2	3
目标物峰面积									
内标物峰面积									
峰面积比									
样本实测浓度/（μg/mL）									
样本理论浓度/（μg/mL）									
偏离度/%									

3. 未知样本

数据包括色谱图、峰面积比、实测浓度（根据标准曲线计算）、实测浓度均值、RSD、判断是否重测的依据等。

（二）数据复核

每位同学均至少要对本小组全部数据进行 1 次复核，做好复核记录。

（三）数据双输入

每个小组由 2 位同学分别输入数据，其中 1 位同学对全部输入数据进行 1 次复核比对，最终确定输入数据无误。做好输入、复核记录。

（四）数据上传

每个小组组长将本小组确定的浓度时间数据上传至教师指定的邮箱。各班长对本班上传情况进行监督、统计，确认全部结果均已上传后，及时通知全部同学下载、计算。（表 2 - 5 - 3、图 2 - 5 - 1）

表 2 - 5 - 3　浓度表示例

____只兔单次_____头孢呋辛_____mg/kg 后头孢呋辛的血药浓度 - 时间数据（μg/L）

给药剂量/（mg/kg）	编号	时间/h										C_t/C_{max}/%
		0.08	0.17	0.25	0.50	0.75	1.00	1.50	2.00	3.00	5.00	
	1											
	2											
	3											
	4											
	5											
	6											
	7											
	8											
	Mean											
	SD											
	RSD/%											
	Min											
	Median											
	Max											

注：T_{max} 之前浓度低于定量下限的浓度用 0 表示，T_{max} 之后浓度低于定量下限的浓度用 ND 表示。

兔单次<u>灌胃</u>头孢呋辛酯片_____mg/kg 后头孢呋辛的平均血药浓度 – 时间曲线

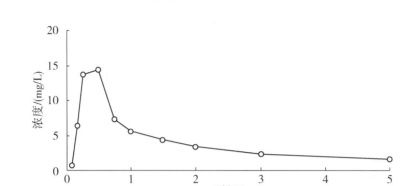

图 2 – 5 – 1　药时曲线示例

（五）数据计算

每位同学均可对全部确定的各小组的浓度时间数据进行计算、统计。（表 2 – 5 – 4）

表 2 – 5 – 4　药代动力学参数表示例

____只兔单次_____头孢呋辛_____mg/kg 后头孢呋辛的药代动力学参数。

受试动物编号	T_{max}/h	C_{max}/ （μg/L）	$t_{1/2}$/h	$AUC_{0 \to t}$/ [μg/(L·h)]	$AUC_{0 \to \infty}$/ [μg/(L·h)]	K_a/ h^{-1}	CL/F/ (L/h)	V_d/F/ L	MRT/ h	F_r/ %
1										
2										
3										
4										
5										
6										
7										
8										
Mean										
SD										
RSD/%										
Min										
Median										
Max										

（六）结果分析与总结报告的撰写

（1）每位同学均应在对本小组确定的数据进行计算、统计后，各自撰写结果分析与总结报告。

（2）有兴趣的同学可对全部确定的各小组的浓度时间数据进行计算、统计，并提供总体结果分析与总结报告。

（七）结果分析与总结报告的提交

每位同学应及时将各自的计算、统计结果及结果分析与总结报告发给负责教师。

（八）教师讲解

根据全部同学提交的数据处理、计算、统计结果及分析与总结报告，教师进行针对性点评，并进行系统、全面的讲解。

实验注意事项

（1）数据的表达一定要规范，注意小数点后有效数字的统一。

（2）注意对全部数据（含参数）相应单位的复检检查，确认无误。

（3）应注重异常数据的选择，理由要充分，不能随意舍弃。

（4）对计算的异常药代动力学参数应及时判断，检查是否存在计算错误或其他原因，并及时更正或做出合理解释。

（5）对数据结果的分析，应注重例数的选择，例数越多，数据结果与真实情况越相近。

（6）对数据结果进行全面判断，与国内外相关文献比较，发现异同，并做出合理解释。

实验思考题

（1）通过查阅资料，思考数据科学管理、溯源的必要性。

（2）比较房室模型、非房室模型计算药代动力学参数各自的优缺点。

（3）结合实际对本药代动力学实验课程提出合理的建议。

第三编　家兔灌胃对乙酰氨基酚的药代动力学实验

实验一　方法（一）建立：HPLC 测定家兔血浆中对乙酰氨基酚的浓度

实验目的

（1）掌握用蛋白沉淀法进行血浆样本前处理的方法。

（2）掌握高效液相色谱法（HPLC）的操作方法和注意事项。

（3）掌握标准曲线的制备方法及注意事项。

（4）熟悉生物样本分析方法验证的流程。

实验原理

（一）对乙酰氨基酚的药理学基础

对乙酰氨基酚是临床常用的非甾体抗炎药（nonsteroidal anti-inflammatory drug, NSAID），是非那西丁的活性代谢产物，通过抑制前列腺素合成酶而发挥解热镇痛作用。对乙酰氨基酚口服吸收迅速，主要通过葡萄糖醛酸结合代谢。本实验以茶碱为内标，建立 HPLC 测定家兔血浆中对乙酰氨基酚的浓度。

（二）高效液相色谱－紫外检测法检测对乙酰氨基酚的原理

对乙酰氨基酚属于苯胺的酰基衍生物，分子含有苯环结构（图 3 - 1 - 1），在 0.4% 氢氧化钠溶液中的最大吸收波长为 257 nm，在甲醇－水混合溶剂中的检测波长为 244 nm。

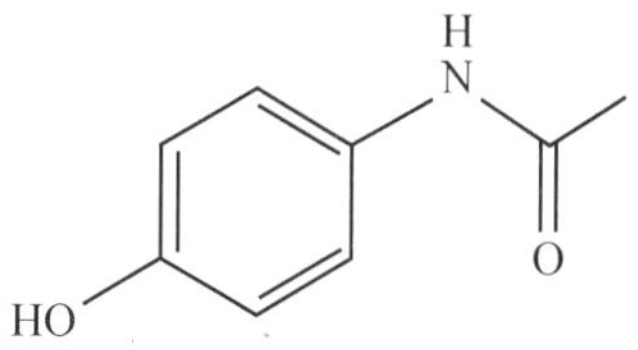

图 3 - 1 - 1　对乙酰氨基酚结构式

实验方法

（一）实验器材

主要有电子分析天平、pH 计、移液器（100 ～ 1 000 μL、20 ～ 200 μL、0.5 ～ 10 μL）、涡旋仪、离心机、高效液相色谱仪、进样器、C18 色谱柱（4.6 mm×250 mm，3.5 μm）等。

（二）标准品

标准品：对乙酰氨基酚、茶碱。
提供标准品的名称、批号、来源、质量、含量等信息，并做好相应管理记录。

（三）试剂

甲醇（色谱纯）、乙酸铵（分析纯）、50% 甲醇、超纯水等。

（四）操作步骤

1. 溶液、样品制备

1）2 mmol/L 乙酸铵溶液。精密称取乙酸铵 0.15 g，溶于 1 000 mL 超纯水中，定容，超声 10 min 混匀，即得 2 mmol/L 乙酸铵溶液，置于 4 ℃冰箱中保存。

2）内标工作液。取茶碱标准品 20 mg，精密称定，用甲醇溶解并定容至 10 mL，得浓度为 2 mg/mL 的内标工作液，置于 4 ℃冰箱保存。

3）对乙酰氨基酚标准储备液。取对乙酰氨基酚标准品 100 mg，精密称定，用 50% 甲醇溶解并定容至 10 mL，得浓度为 10 mg/mL 的对乙酰氨基酚储备液（Stock），置于 4 ℃冰箱保存。

4）对乙酰氨基酚标准曲线工作液。取对乙酰氨基酚标准储备液，按表 3-1-1 用 50% 甲醇稀释至浓度为 10 000 μg/mL、8 000 μg/mL、4 000 μg/mL、2 000 μg/mL、1 000 μg/mL、200 μg/mL、40 μg/mL 和 20 μg/mL 的标准曲线工作液。

表 3-1-1　对乙酰氨基酚标准曲线工作液制备

编号	浓度/(μg/mL)	加入溶液			50%甲醇体积/μL
		编号	浓度/(μg/mL)	体积/μL	
8	10 000	Stock	10 000	1 000	0
7	8 000	Stock	10 000	800	200
6	4 000	Stock	10 000	400	600
5	2 000	Stock	10 000	200	800
4	1 000	Stock	10 000	100	900

续表 3 - 1 - 1

编号	浓度/（μg/mL）	加入溶液			50% 甲醇体积/μL
		编号	浓度/（μg/mL）	体积/μL	
3	200	5	2 000	100	900
2	40	3	200	200	800
1	20	3	200	100	900

5）对乙酰氨基酚质控样品工作液。取对乙酰氨基酚标准储备液，按表 3 - 1 - 2 用 50% 甲醇稀释至浓度为 7 500 μg/mL、3 000 μg/mL、600 μg/mL 和 60 μg/mL 的质控样品工作液。

表 3 - 1 - 2　对乙酰氨基酚质控样品工作液制备

编号	浓度/（μg/mL）	加入溶液			50% 甲醇体积/μL
		编号	浓度/（μg/mL）	体积/μL	
高浓度	7 500	Stock	10 000	750	250
中浓度 1	3 000	Stock	10 000	300	700
中浓度 2	600	HQC	6 000	100	900
低浓度	60	GMQC	600	100	900

6）血浆标准曲线和质控样品制备。取对乙酰氨基酚标准曲线/质控样品工作液 5 μL，加入 95 μL 家兔空白血浆，涡旋混匀。（表 3 - 1 - 3）

表 3 - 1 - 3　对乙酰氨基酚血浆标准曲线和质控样品制备

编号	血浆浓度/（μg/mL）	工作液浓度/（μg/mL）	工作液体积/μL	空白血浆体积/μL
1	1	20	5	95
2	2	40	5	95
3	10	200	5	95
4	50	1 000	5	95
5	100	2 000	5	95
6	200	4 000	5	95
7	400	8 000	5	95
8	500	10 000	5	95
低浓度	3	60	5	95
中浓度 1	30	600	5	95
中浓度 2	150	3 000	5	95
高浓度	375	7 500	5	95

7）精密度和准确性。制备对乙酰氨基酚定量下限样品（1 μg/mL）和 4 个浓度的质控样品（3 μg/mL、30 μg/mL、150 μg/mL 和 375 μg/mL），分别进行方法的精密度和准确度考察。每一浓度每批至少测定 5 个样品，为获得批间精密度，应至少检测 3 个分析批，计算批内和批间精密度。

精密度用质控样品的批内和批间相对标准差（RSD）表示，RSD 一般应不超过 15%，定量下限的相对标准差应不超过 20%。准确度一般应在 85%～115% 范围内，定量下限应在 80%～120% 范围内。

8）提取回收率。制备低（3 μg/mL）、中（150 μg/mL）、高浓度（375 μg/mL）血浆质控样品（每个浓度各 5 个样品），按下述"2. 血浆样本处理"步骤处理样品后，进行 HPLC 分析，得目标分析物峰面积为 A_1，峰面积经标准曲线换算得浓度 C。取空白生物基质数份，按下述"2. 血浆样本处理"步骤处理样品后，用所得溶液配制质控浓度的对乙酰氨基酚等标溶液（每个浓度各 5 个样品），进行 HPLC 分析，得峰面积为 A_2。依"$(A_1/A_2) \times 100\%$"计算提取（绝对）回收率，依"$(C/对应已知浓度) \times 100\%$"计算（相对）回收率。

9）样品稳定性。根据具体情况，对含药生物样品（3 μg/mL 和 375 μg/mL）在室温、冰冻或反复冻融条件下以及不同存放时间进行稳定性考察，以确定生物样品的存放条件和时间。还应注意储备液的稳定性以及样品处理后的溶液中分析物的稳定性。

（1）室温稳定性。对乙酰氨基酚质控样本（每个浓度各 5 个样本）在室温 25 ℃ 放置 4 h，按下述"2. 血浆样本处理"步骤处理样品后进样分析。

（2）冻融稳定性。对乙酰氨基酚质控样本（每个浓度各 5 个样本）于 –20 ℃ 冰冻 24 h，取出使之完全融解，如此反复冻融 3 次，按下述"2. 血浆样本处理"步骤处理样品后进样分析。

（3）长期稳定性。对乙酰氨基酚质控样本（每个浓度各 5 个样本），置于 –20 ℃ 冰箱中保存 30 天，取出解冻，按下述"2. 血浆样本处理"步骤处理样品后进样分析。

（4）处理后稳定性。对乙酰氨基酚质控样本（每个浓度各 5 个样本）处理后，在进样器中放置 12 h，再进样检测分析。

2. 血浆样本处理

（1）取 100 μL 血浆样品，加入 10 μL 内标工作液，涡旋混匀。

（2）加入 400 μL 甲醇，涡旋 15 s。

（3）15 000 r/min 离心 5 min，取上清液 300 μL，加入 300 μL 水，涡旋混匀，转移至进样瓶中待测。

3. 检测条件

（1）甲醇/2 mmol/L 乙酸铵（30/70，V/V），1 mL/min。

（2）检测波长：244 nm。

（3）进样体积：20 μL。

4. 结果记录

分别记录各标准样品及内标峰面积。计算获得标准曲线和质控样本的相应数据。

5. 参数计算

具体参考第三编实验五。

实验注意事项

（1）使用移液器移取不同样品时应更换吸头，防止样品交叉污染。

（2）使用移液器定量移取样品时应先用待移取样品润洗吸头 2～3 次，防止吸头的吸附作用导致移取体积偏小。

实验思考题

（1）本实验中血浆样本用甲醇沉淀蛋白后取上清液再加入等体积水混合的作用是什么？

（2）加甲醇后能否直接加水一起涡旋离心？为什么？

<table>
<tr><td>实验二</td><td>方法（二）建立：HPLC - MS/MS
测定家兔血浆中对乙酰氨基酚的浓度</td></tr>
</table>

实验目的

（1）掌握使用蛋白沉淀法进行血浆样本前处理的方法。
（2）掌握高效液相色谱 - 串联质谱法（HPLC - MS/MS）的操作方法和注意事项。
（3）掌握标准曲线的制备方法及注意事项。
（4）熟悉生物样本分析方法验证的流程。

实验原理

对乙酰氨基酚为苯胺的酰基衍生物，其相对分子质量为 151.16，在电喷雾离子源（ESI）正离子模式下可获得一个质子（H +）形成质荷比（m/z）为 152.1 的准分子离子（母离子），在碰撞池施加碰撞能量后，母离子酰胺键发生断裂，形成 m/z 为 110.0 的产物离子（子离子）。

对乙酰氨基酚 - D4 为对乙酰氨基酚的同位素标记物，即对乙酰氨基酚苯环上 4 个氢（H）被氘（D）取代，故其母离子 m/z 为 156.1，产物离子 m/z 为 114.0。同位素标记物与目标待测物具有相同的理化性质，但在质谱检测时离子对不同，因此不干扰目标待测物的测定，是液质联用法检测时内标的最理想选择。

实验方法

（一）实验器材

电子分析天平、pH 计、移液器（100 ～ 1 000 μL、20 ～ 200 μL、0.5 ～ 10 μL）、涡旋仪、离心机、高效液相色谱 - 串联质谱仪、进样器、C18 色谱柱（4.6 mm × 50 mm，1.8 μm）等。

（二）标准品

标准品：对乙酰氨基酚、对乙酰氨基酚 - D₄。
提供标准品的名称、批号、来源、质量、含量等信息，并做好相应管理记录。

（三）试剂

甲醇（色谱纯）、甲酸铵（质谱级）、50%甲醇、超纯水等。

（四）操作步骤

1. 溶液、样品制备

1）5 mmol/L 甲酸铵溶液。精密称取甲酸铵 0.315 g，溶于 1 000 mL 超纯水中，定容，超声 10 min 混匀，即得 5 mmol/L 甲酸铵溶液，置于 4 ℃ 冰箱保存。

2）内标工作液。取对乙酰氨基酚 – D_4 标准品 1 支（1 mg），用甲醇溶解并定容至 10 mL，得浓度为 100 μg/mL 的内标工作液，置于 4 ℃ 冰箱保存。

3）对乙酰氨基酚标准储备液。取对乙酰氨基酚标准品 100 mg，精密称定，用甲醇水溶液（甲醇/水 =1/1）溶解并定容至 10 mL，得浓度为 10 mg/mL 的对乙酰氨基酚储备液（Stock），置于 4 ℃ 冰箱保存。

4）对乙酰氨基酚标准曲线工作液。取对乙酰氨基酚标准储备液，按表 3 – 2 – 1 用甲醇水溶液（甲醇/水 =1/1）稀释至浓度为 10 000 μg/mL、8 000 μg/mL、4 000 μg/mL、2 000 μg/mL、1 000 μg/mL、200 μg/mL、40 μg/mL 和 20 μg/mL 的标准曲线工作液。

表 3 – 2 – 1　对乙酰氨基酚标准曲线工作液制备

编号	浓度/（μg/mL）	加入溶液			50 % 甲醇体积/μL
		编号	浓度/（μg/mL）	体积/μL	
8	10 000	Stock	10 000	1 000	0
7	8 000	Stock	10 000	800	200
6	4 000	Stock	10 000	400	600
5	2 000	Stock	10 000	200	800
4	1 000	Stock	10 000	100	900
3	200	5	2 000	100	900
2	40	3	200	200	800
1	20	3	200	100	900

5）对乙酰氨基酚质控样品工作液。取对乙酰氨基酚标准储备液，按表 3 – 2 – 2 用甲醇水溶液（甲醇/水 =1/1）稀释至浓度为 7 500 μg/mL、3 000 μg/mL、600 μg/mL 和 60 μg/mL 的质控样品工作液。

表 3-2-2　对乙酰氨基酚质控样品工作液制备

编号	浓度/(μg/mL)	加入溶液			50 % 甲醇体积/μL
		编号	浓度/(μg/mL)	体积/μL	
高浓度	7 500	Stock	10 000	750	250
中浓度 1	3 000	Stock	10 000	300	700
中浓度 2	600	HQC	6 000	100	900
低浓度	60	GMQC	600	100	900

6）血浆标准曲线和质控样品的制备。取对乙酰氨基酚标准曲线/质控样品工作液 5 μL，加入 95 μL 家兔空白血浆，涡旋混匀。（表 3-2-3）

表 3-2-3　对乙酰氨基酚血浆标准曲线和质控样品制备

编号	血浆浓度/(μg/mL)	工作液浓度/(μg/mL)	工作液体积/μL	空白血浆体积/μL
1	1	20	5	95
2	2	40	5	95
3	10	200	5	95
4	50	1 000	5	95
5	100	2 000	5	95
6	200	4 000	5	95
7	400	8 000	5	95
8	500	10 000	5	95
低浓度	3	60	5	95
中浓度 1	30	600	5	95
中浓度 2	150	3 000	5	95
高浓度	375	7 500	5	95

7）精密度和准确性。制备对乙酰氨基酚定量下限（1 μg/mL）和 4 个浓度的质控样品（3 μg/mL、30 μg/mL、150 和 375 μg/mL）分别进行方法的精密度和准确度考察。每一浓度每批至少测定 5 个样品，为获得批间精密度，应至少检测 3 个分析批，计算批内和批间精密度。

精密度用质控样品的批内和批间相对标准差（RSD）表示，RSD 一般应不超过15%，定量下限的 RSD 应不超过 20%。准确度一般应在 85%～115% 范围内，定量下限应在 80%～120% 范围内。

8）提取回收率和基质效应。制备低（3 μg/mL）、中（150 μg/mL）、高浓度（375 μg/mL）血浆质控样品（每个浓度各 5 个样品），按下述"2. 血浆样本处理"步骤处理样品后，进行 HPLC-MS/MS 分析，得目标分析物峰面积为 A_1，峰面积经标准曲线换算

得浓度 C。取空白生物基质数份，按下述"2. 血浆样本处理"步骤处理样品后，用所得溶液配制质控浓度的对乙酰氨基酚等标溶液（每个浓度各 5 个样品），进行 HPLC – MS/MS 分析，得峰面积为 A_2。依"$(A_1/A_2) \times 100\%$"计算提取（绝对）回收率，依"（C/对应已知浓度）$\times 100\%$"计算（相对）回收率。取低（60 μg/mL）、中（300 μg/mL）、高浓度（750 μg/mL）质控样品工作液各 5 μL，加入 95 μL 纯水，再按下述"2. 血浆样本处理"步骤处理样品后，进行 HPLC – MS/MS 分析，得峰面积为 A_3。依"$(A_2/A_3) \times 100\%$"计算基质效应（MF），依"（$MF_{对乙酰氨基酚}/MF_{对乙酰氨基酚-D4}) \times 100\%$"计算内标归一化基质效应。

9）样品稳定性。根据具体情况，对含药生物样品（3 μg/mL 和 375 μg/mL）在室温、冰冻或反复冻融条件下以及不同存放时间进行稳定性考察，以确定生物样品的存放条件和时间。还应注意储备液的稳定性以及样品处理后的溶液中分析物的稳定性。

（1）室温稳定性：对乙酰氨基酚质控样本（每个浓度各 5 个样本）在室温 25 ℃ 放置 4 h，按下述"2. 血浆样本处理"步骤处理样品后进样分析。

（2）冻融稳定性：对乙酰氨基酚质控样本（每个浓度各 5 个样本）于 – 20 ℃ 冰冻 24 h，取出使之完全融解，如此反复冻融 3 次，按下述"2. 血浆样本处理"步骤处理样品后进样分析。

（3）长期稳定性：对乙酰氨基酚质控样本（每个浓度各 5 个样本），置于 – 20 ℃ 冰箱中保存 30 天，取出解冻，按下述"2. 血浆样本处理"步骤处理样品后进样分析。

（4）处理后稳定性：对乙酰氨基酚质控样本（每个浓度各 5 个样本）处理后，在进样器中放置 12 h，再进样检测分析。

2. 血浆样本处理

1）取 50 μL 血浆样品，加入 50 μL 内标工作液，涡旋混匀。

2）加入 900 μL 甲醇，涡旋 10 s。

3）15 000 r/min 离心 5 min，取上清液，转移至进样瓶中待测。

3. 检测条件

1）甲醇/5 mmol/L 甲酸铵（90/10，V/V），0.5 mL/min。

2）定量离子对：对乙酰氨基酚 m/z 152.1→110.0，对乙酰氨基酚 – D_4 m/z 156.1→114.0，碰撞能量均为 17 eV。

3）进样体积：1 μL。

4. 结果记录

分别记录各标准样品及内标峰面积。计算获得标准曲线和质控样本的相应数据。

5. 参数计算

具体参考第三编实验五。

实验注意事项

（1）使用移液器移取不同样品时应更换吸头，防止样品交叉污染。

（2）使用移液器定量移取样品时应先用待移取样品润洗吸头 2～3 次，防止吸头的吸附作用导致移取体积偏小。

实验思考题

（1）高效液相色谱 – 串联质谱法为什么要选择同位素内标（对乙酰氨基酚 – D_4）？

（2）同位素内标能否应用于第三编实验一的高效液相色谱法？

实验三　样本采集：家兔单次灌胃给予对乙酰氨基酚

实验目的

（1）掌握家兔灌胃的给药方法。

（2）掌握静脉留置针的操作与血液样本的采集、处理方法。

（3）熟悉药代动力学研究采样时间点设计及剂量选择的原则。

实验原理

对乙酰氨基酚在人体口服后血药浓度达峰时间为 $0.5 \sim 2$ h，血浆蛋白结合率为 $25\% \sim 50\%$，$90\% \sim 95\%$ 经肝脏代谢，主要代谢途径为与葡萄糖醛酸结合，血浆半衰期为 $1 \sim 4$ h。

为获得给药后完整的血药浓度 – 时间曲线，采样时间点的设计应兼顾药物的吸收相、平衡相（峰浓度附近）和消除相。一般在吸收相至少需要 $2 \sim 3$ 个采样时间点，对于吸收快的血管外给药的药物，应尽量避免第一个时间点是峰浓度（$C_{\max}$）所在时间点；在 $C_{\max}$ 所在时间点附近至少需要 3 个采样时间点；消除相需要 $4 \sim 6$ 个采样时间点。整个采样时间至少应持续至 $3 \sim 5$ 个半衰期，或采样时间持续至血药浓度为 $C_{\max}$ 的 $1/10$ 至 $C_{\max}$ 的 $1/20$。本实验基于以上原则，设计采血时间点为 0 min、10 min、20 min、30 min、45 min、1 h、1.25 h、1.5 h、2 h、3 h 和 4 h。

实验方法

（一）实验器材

分析天平、研钵、电子秤、离心机、冰箱、移液器（$100 \sim 1000$ μL、$10 \sim 100$ μL、$0.5 \sim 10$ μL）及吸头、注射器、留置针、各种玻璃仪器、塑料离心管、开口器、导尿管、三通阀、兔固定箱等。

（二）实验材料

1. 动物

健康成年家兔，雌雄各半，体重 1.5～3 kg。

2. 药物与试剂

药物与试剂见表 3－3－1。

表 3－3－1　药物与试剂

药物、试剂名称	规格
对乙酰氨基酚片	每片 0.5 g
肝素钠注射液	12 500 U/2 mL
0.9% 氯化钠注射液	45 g/500 mL

（三）操作步骤

1. 药液配制

（1）对乙酰氨基酚灌胃液。取对乙酰氨基酚片剂（每片 0.5 g）适量，用研钵将其研细为药粉。按给药量 50 mg/kg、75 mg/kg 和 100 mg/kg 称取适量药粉，按灌胃体积约 10 mL/kg 计算，加水配制成浓度为 5 mg/mL、7.5 mg/mL 和 10 mg/mL 的灌胃液。

（2）肝素封管液。采用肝素钠注射液（12 500 U/2 mL）配制静脉留置针的封管液，取 250 mL 生理盐水加肝素钠 1 支（12 500 U）配制，封管液浓度为 100 U/mL。

2. 动物实验

（1）捉持。用一只手抓家兔颈背部皮肤，将兔提起；另一只手托其臀部，使兔呈坐位姿势。

（2）标号。根据性别在耳部给家兔标号，标号方法参考第二编实验三。

（3）称重。根据编号用电子秤称量家兔体重，并记录。

（4）留置针的放置。在兔耳选择合适的血管并剃毛，取出导管针，去除针套，转动针芯使针头斜面向上，针头与皮肤呈 15°～30°穿刺，见回血后，减小角度再将穿刺针推进 0.2～0.5 cm。右手以拇指和食指夹紧导管针的护翼，固定导管针；左手将针芯拔出 0.5～1 cm，将外套管全部送入静脉。抽出针芯，用专用胶布固定导管针。

（5）给药与血样采集。给药与血样采集见表 3－3－2。

表 3－3－2　给药与血样采集

给药途径	给药方式	给药剂量	采血时间
口服	灌胃	50 mg/kg	0 min、10 min、20 min、30 min、45 min、1 h、1.25 h、1.5 h、2 h、3 h、4 h
		75 mg/kg	
		100 mg/kg	

灌胃给药和耳缘静脉血样采集方法参考第二编实验三。

（6）血浆样本处理。将血液样本置于肝素化试管中，3 500 r/min 离心 10 min 分离出血浆，－20 ℃避光保存至测定。

实验注意事项

（1）取血时动作应轻柔，可使用灯光保温或酒精刺激使家兔血管扩张以利于采血，如留置针凝血堵塞，可使用一次性采血针替代采血。

（2）灌胃结束后取下胃管时应快速抽出，防止胃管中残留的液体进入气管。

实验思考题

（1）什么是线性药代动力学？

（2）为什么要考察不同给药剂量下的药代动力学？

实验四　样本测定：对乙酰氨基酚在家兔血浆中的药物浓度

实验目的

（1）了解生物样品的分析方法。

（2）掌握高效液相色谱 – 紫外检测法、高效液相色谱 – 串联质谱法（HPLC – MS/MS）检测对乙酰氨基酚的原理。

（3）掌握保证生物样本分析质量的方法。

实验原理

对乙酰氨基酚属于苯胺的酰基衍生物，分子含有苯环结构，在 0.4% 氢氧化钠溶液中的最大吸收波长为 257 nm，在甲醇 – 水混合溶剂中的检测波长为 244 nm。对乙酰氨基本分氨基可得到一个质子形成前体离子（m/z 152.1），酰胺链易断裂，经过碰撞的可形成产物离子（m/z 110.0）。

反相高效液相色谱法以低极性填料（如十八烷基键合硅胶、八烷基键合硅胶等）为固定相，高极性溶剂（如甲醇、乙腈、水等）为流动相。流动相极性越小，洗脱能力越强；化合物极性越小，保留时间越长。

本实验采用反相高效液相色谱法分离对乙酰氨基酚、内标和血浆内源性杂质，用紫外检测器或质谱检测器采集信号，测定家兔血浆中对乙酰氨基酚的浓度。

实验方法

（一）高效液相色谱 – 紫外检测法

1. 实验器材

高效液相色谱仪、进样器、进样瓶、内衬管、色谱柱、分析天平、离心机、涡旋仪、移液器（100～1 000 μL、20～200 μL、0.5～10 μL）及吸头、塑料离心管等。

2. 试剂

甲醇（色谱纯）、乙腈（色谱纯）、乙酸铵（分析纯）、超纯水等。

3. 操作步骤

1）溶液制备。2 mmol/L 乙酸铵、内标工作液、血浆标准曲线和质控样品的制备方法参考第三编实验一。

2）血浆样本处理。

（1）从冰箱取出待测样本，解冻后涡旋 10 s 混匀，吸取 100 μL 血浆至另一离心管中。

（2）加入内标工作液 10 μL，涡旋混匀。

（3）加入甲醇 400 μL，涡旋 10 s。

（4）15 000 r/min 离心 5 min，取上清液 300 μL，加入 300 μL 水，涡旋混匀，转移至进样瓶中待测。

3）检测条件。

（1）甲醇/2 mmol/L 乙酸铵（30/70，V/V），1 mL/min。

（2）检测波长：244 nm。

（3）进样体积：20 μL。

4）结果记录。分别记录各待测样本中对乙酰氨基酚及内标峰面积，将其代入标准曲线中（第三编实验一）计算浓度。

5）参数计算。参考第三编实验五。

（二）高效液相色谱 – 串联质谱法（HPLC – MS/MS）

1. 实验器材

高效液相色谱 – 串联质谱仪、进样器、进样瓶、内衬管、色谱柱、分析天平、离心机、涡旋仪、移液器（100～1000 μL、20～200 μL、0.5～10 μL）及吸头、塑料离心管等。

2. 试剂

甲醇（色谱纯）、甲酸铵（质谱级）、超纯水等。

3. 操作步骤

1）溶液制备。5 mmol/L 甲酸铵、内标工作液、血浆标准曲线和质控样品的制备方法参考第三编实验二。

2）血浆样本处理。

（1）从冰箱取出待测样本，解冻后涡旋 10 s 混匀，吸取 50 μL 血浆至另一离心管中。

（2）加入内标工作液 50 μL，涡旋混匀。

（3）加入甲醇 900 μL，涡旋 10 s。

（4）15 000 r/min 离心 5 min，取上清液，转移至进样瓶中待测。

3）检测条件。

1）流动相：甲醇/5 mmol/L 甲酸铵（90/10，V/V），1 mL/min。

2）定量离子对：对乙酰氨基酚 m/z 152.1→110.0，对乙酰氨基酚 – D_4 m/z 156.1→114.0，碰撞能量均为 17 eV。

3）进样体积：1 μL。

4）结果记录。分别记录各待测样本中对乙酰氨基酚及内标峰面积，将其代入第三编实验二标准曲线中计算浓度。

5）参数计算。参考第三编实验五。

实验注意事项

（1）内标的加入是本实验的关键操作。应注意润洗吸头，慢吸慢放，确保移液准确及所有样本加入的内标量一致。

（2）一个分析批的所有样本（包括标准曲线、质控样品、待测样品）应同时处理，以减少操作误差带来的影响。

实验思考题

（1）通过查阅资料，说明对乙酰氨基酚的常用检测方法有哪些，各有什么优点和缺点。

（2）加入内标的作用是什么？为什么生物样本分析要采用内标法定量？

实验五　数据处理与结果分析报告（二）

实验目的

（1）熟悉药代动力学数据处理方法。

（2）掌握药代动力学参数计算方法。

（3）熟悉药代动力学结果分析方法。

实验原理

参考第二编实验五。

实验方法

（一）数据采集

1. 标准曲线

数据包括色谱图、峰面积比、实测浓度、实测浓度偏离度、线性方程、相关系数等。（表 3 - 5 - 1）

表 3 - 5 - 1　标准曲线表示例

参数	浓度/（μg/mL）							
	1	2	3	4	5	6	7	8
理论值	1	2	10	50	100	200	400	500
权重（$1/C^2$）	1.000 0	0.250 0	0.010 0	0.000 4	0.000 1	0.000 0	0.000 0	0.000 0
目标物峰面积	9 825	19 789	114 586	501 601	993 546	2 034 913	4 050 457	4 998 046
内标物峰面积	985 313	994 598	1 064 953	994 578	1 038 531	975 398	1 053 586	1 035 855
峰面积比	0.010 0	0.019 9	0.107 6	0.504 3	0.956 7	2.086 2	3.844 4	4.825 0
实测浓度	1.00	1.99	10.76	50.43	95.67	208.62	384.44	482.50
偏离度/%	- 0.44	- 0.59	7.58	0.86	- 4.33	4.31	- 3.89	- 3.50

续表 3－5－1

参数	浓度/（μg/mL）							
	1	2	3	4	5	6	7	8
a（截距）	0.000 015							
b（斜率）	0.01							
R（相关系数）	0.998 9							
标准曲线方程	$y = 0.000\,015 + 0.01x\ (R = 0.998\,9)$							

2. 质控样本

数据包括色谱图、峰面积比、实测浓度（根据标准曲线计算）、实测浓度均值、RSD、偏离度等。（表 3－5－2）

表 3－5－2　质控样本表示例

参数	低浓度		中浓度 1		中浓度 2		高浓度	
	1	2	1	2	1	2	1	2
目标物峰面积	30 304	30 123	300 578	298 876	1 498 053	1 503 583	3 748 387	3 728 574
内标物峰面积	1 010 588	1 023 154	1 008 789	999 835	983 576	993 853	1 003 323	983 598
峰面积比	0.030 0	0.029 4	0.298 0	0.298 9	1.523 1	1.512 9	3.736 0	3.790 8
样本实测浓度/（μg/mL）	3.00	2.94	29.79	29.89	152.31	151.29	373.60	379.07
样本理论浓度/（μg/mL）	3	3	30	30	150	150	375	375
偏离度/%	－0.09	－1.91	－0.69	－0.36	1.54	0.89	－0.37	1.09

3. 未知样本

数据包括色谱图、峰面积比、实测浓度（根据标准曲线计算）、实测浓度均值、RSD、判断是否重测的依据等。

（二）数据复核

每位同学均至少对本小组全部数据进行 1 次复核，并做好复核记录。

（三）数据双输入

每个小组由 2 位同学分别输入数据，其中 1 位同学对全部输入数据进行 1 次复核比对，最终确定输入数据无误。做好输入、复核记录。

（四）数据上传

每个小组组长将本小组确定的浓度－时间数据上传至教师指定的邮箱。各班班长对本班上传情况进行监督、统计，确认全部结果均已上传后，及时通知全部同学下载、计算。（表 3－5－3、图 3－5－1）

表 3 – 5 – 3　浓度表示例

__ 只兔单次 _____ 对乙酰氨基酚 ____ mg/kg 后对乙酰氨基酚的浓度 – 时间数据（μg/mL）

给药剂量/ （mg/kg）	编号	时间/h											$C_t/C_{max}/$ %
		0.00	0.17	0.33	0.50	0.75	1.00	1.25	1.50	2.00	3.00	4.00	
	1												
	2												
	3												
	4												
	5												
	6												
	7												
	8												
	Mean												
	SD												
	RSD/%												
	Min												
	Median												
	Max												

注：T_{max} 之前低于定量下限的浓度用 0 表示，T_{max} 之后低于定量下限的浓度用 ND 表示。

兔单次灌胃对乙酰氨基酚 _____ mg/kg 后对乙酰氨基酚的平均血药浓度 – 时间曲线

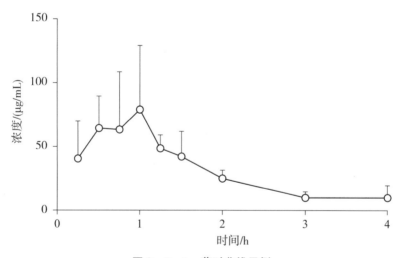

图 3 – 5 – 1　药时曲线示例

（五）数据计算

每位同学均可对全部确定的各小组的浓度时间数据进行计算、统计。（表 3 – 5 – 4）

表 3 - 5 - 4　药代动力学参数统计示例

受试动物编号	$T_{max}/$ h	$C_{max}/$ （μg/mL）	$t_{1/2}/$ h	$AUC_{0-t}/$ [μg/(L·h)]	$AUC_{0-\infty}/$ [μg/(L·h)]	$K_a/$ h^{-1}	CL/F /(L/h)	V_d/F /L	MRT /h	$F_t/$ %
1										
2										
3										
4										
5										
6										
7										
8										
Mean										
SD										
RSD/%										
Min										
Median										
Max										

（六）结果分析与总结报告的撰写

（1）每位同学均应在对本小组确定的数据进行计算、统计后，各自撰写结果分析与总结报告。

（2）有兴趣的同学可对全部确定的各小组的浓度时间数据进行计算、统计，并提供总体结果分析与总结报告。

（七）结果分析与总结报告的提交

每位同学应及时将各自的计算、统计结果及结果分析与总结报告发给负责教师。

（八）教师讲解

根据全部同学提交的数据处理、计算、统计结果及分析与总结报告，教师进行针对性点评，并进行系统、全面的讲解。

实验注意事项

（1）标准曲线拟合时应采用加权线性回归的方法，本实验使用的权重因子为 $1/C^2$，可用仪器工作站自带的定量分析软件或 SPSS 等统计分析软件进行加权线性拟合。

（2）动物实验可能存在较大的个体间差异，单只动物的数据可能存在较大偏差，因此，建议汇总全班各小组实验结果进行统计分析。

（3）其他注意事项参考第二编实验五"实验注意事项"。

实验思考题

（1）什么是加权线性回归？

（2）为什么标准曲线拟合需要采用加权线性回归？直接拟合可能会出现什么问题？

第四编 体内药代动力学实验（推荐）

实验一 家兔静脉注射和肌内注射 磺胺二甲基嘧啶药代动力学实验

实验目的

（1）掌握静脉和肌内注射的给药方法。
（2）掌握血样的收集、处理方法及分光光度计的使用方法。
（3）掌握房室模型的判断及相关药代动力学参数的计算方法。

实验原理

磺胺二甲基嘧啶（sulfamethazine，SM_2）（图4-1-1）是传统的抗菌药和抗球虫药，其化学名为2-（对氨基苯磺酰胺基）-4，6-二甲基嘧啶。家兔快速静注200 mg/kg后，磺胺二甲基嘧啶的 V、CL 和 $t_{1/2}$ 分别为（0.7 ± 0.3）L/kg、（0.57 ± 0.24）L/（kg·h）和 1.6 ± 1.3 h。N_4-乙酰化代谢是磺胺二甲基嘧啶的主要消除方式，所给剂量的 62.1% 以该方式消除，另有 12.7% $\pm 1.1\%$ 和 2.8% $\pm 1.8\%$ 的药物以原形分别从肾脏和胃肠道排泄。

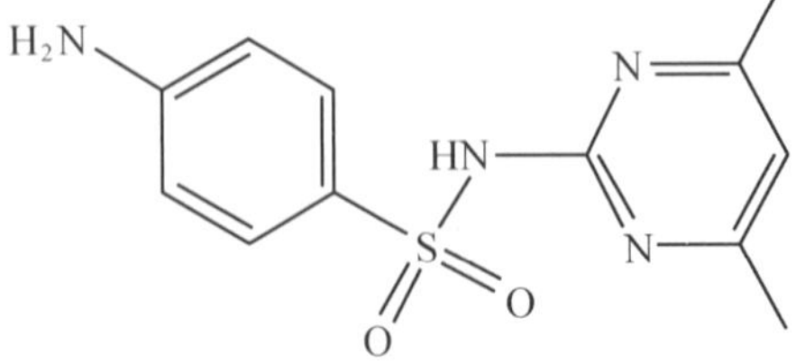

图4-1-1 磺胺二甲基嘧啶结构式

分光光度法是通过测定被测物质在特定波长处或一定波长范围内光的吸光度或发光

强度，对该物质进行定性和定量分析的方法。在分光光度计中，将不同波长的光连续地照射到一定浓度的样品溶液时，便可得到与不同波长相对应的吸收强度。如以波长（λ）为横坐标、吸收强度（A）为纵坐标，就可绘出该物质的吸收光谱曲线。利用该曲线进行物质定性、定量的分析方法，称为分光光度法，也称为吸收光谱法。用紫外光源测定无色物质的方法，称为紫外分光光度法；用可见光光源测定有色物质的方法，称为可见光光度法。它们与比色法一样，都以朗伯 – 比尔定律为基础。朗伯 – 比尔定律的数学表达式为 $A = \lg (1/T) = Kbc$，其中 A 为吸光度；T 为透射比，等于透射光强度比入射光强度；K 为摩尔吸收系数，它与吸收物质的性质及入射光的波长 λ 有关；c 为吸光物质的浓度；b 为吸收层厚度。因此，朗伯 – 比尔定律是分光光度法用于物质定量分析的理论依据。

　　本实验根据磺胺二甲基嘧啶的伯胺结构与亚硝酸钠在酸性条件下发生重氮化反应，生成的重氮盐与 N – （1 – 萘）– 乙二胺发生偶合反应，生成紫红色的偶氮染料，于530 nm 的波长处进行比色测定。

实验方法

（一）实验器材与材料

（1）仪器：721 型分光光度计或相应的分光光度计。

（2）动物：健康成年家兔，雌雄各半，体重 1.5～3 kg。

（3）药物：磺胺二甲基嘧啶，浓度为 25 μg/mL 的用于配制标准曲线，浓度为 100 mg/mL 的用于给药。

（4）试剂：25%（W/V）三氯醋酸溶液，新鲜配制的 0.5%（W/V）的亚硝酸钠溶液，0.5%（W/V）氨基磺酰胺溶液，0.05%（W/V）N – （1 – 萘）– 乙二胺（用95% 乙醇配制，装棕色瓶避光），100 U/mL 肝素封管液。

（二）操作步骤

1. 标准曲线制备

以吸收度为纵坐标、浓度为横坐标绘制标准曲线并计算回归方程。（表4 – 1 – 1）

表 4 – 1 – 1　标准曲线制备

试剂	编号								
	0	1	2	3	4	5	6	7	8
H_2O/mL	1.7	1.6	1.5	1.3	1.1	0.8	0.5	0.3	0.1
SM_2/mL	0	0.1	0.2	0.4	0.6	0.9	1.2	1.4	1.6
三氯醋酸	每管 0.3 mL，剧烈摇匀，静置 5 min								
亚硝酸钠	每管 2 滴，摇匀，静置 3 min								

续表 4 - 1 - 1

试剂	编号								
	0	1	2	3	4	5	6	7	8
氨基磺酰胺	每管 1 mL，摇匀，静置 2 min								
N－（1-萘）－乙二胺	每管 2 mL，摇匀，5～60 min 内测定								
吸收度（530 nm 中测定）									
SM_2 含量/µg	0	2.5	5.0	10.0	15.0	22.5	30.0	35.0	40.0
相当于 SM_2 血浓度/（µg/mL）	0	25	50	100	150	225	300	350	400

2. 给药与血样采集

给药与血样采集见表 4 - 1 - 2。

表 4 - 1 - 2　给药与血样采集

给药途径	给药方式	药物	药量	采血时间
静脉注射	耳缘静脉缓慢注射	10%SM_2钠盐溶液	200 mg/kg	0 min、2 min、5 min、10 min、15 min、20 min、30 min、45 min、60 min、120 min
肌肉注射	臀部肌内深度注射	10%SM_2钠盐溶液	200 mg/kg	0 min、5 min、10 min、20 min、30 min、40 min、60 min、80 min、100 min、120 min

血样采集参考第二编实验三，采用留置针的方式采血，每次约 1 mL。

3. 血浆样本处理

用微量移液管吸取 0.2 mL 抗凝血置于装有 3.2 mL 蒸馏水的试管中（溶血），轻摇后静置 5 min，加入 0.6 mL 三氯醋酸（沉淀蛋白），摇匀后静置 3 min。1 500 r/min 离心 5 min。取上清液 2 mL 置于另一支试管，加入亚硝酸钠 2 滴（重氮化反应），振摇后静置 3 min，加入氨基磺酰胺 1 mL（破坏过剩的亚硝酸）。摇匀，静置 2 min。再加入 2 mL N－（1-萘）－乙二胺（显色）。显色过程需要 5 min。显色后在 1 h 内测量（紫红色）。

4. 血药浓度测定

取经处理的紫红色样本（以给药前的样本作参比），用 721 分光光度计于 530 nm 处测量。

5. 参数计算

参考第二编实验五。

实验注意事项

（1）注意家兔耳缘静脉注射的正确操作。家兔耳缘静脉沿耳背后缘走行。将覆盖在静脉皮肤上的毛拔去或剪去，可用水湿润局部，对兔耳略加搓揉或用手指轻弹血管，使兔耳血流增加，并在耳根处压迫耳缘静脉，以使血管充盈。用左手食指和中指夹住静脉近心端，拇指和小指夹住耳缘部分，以左手无名指和小指放在耳下作垫，待静脉充盈后，右手持注射器使针头由静脉末端刺入，顺血管方向向心端刺入 1～1.5 cm。放松左手拇指和食指对血管的压迫，右手试推注射器针芯。若注射阻力较大或出现局部肿胀，说明针头没有刺入静脉，应立即拔出针头；若推注阻力不大，可将药物徐徐注入。注射完毕后将针头抽出，随即用棉球压迫止血。

（2）注意家兔肌内注射的正确操作。通常在臀肌和大腿部肌内注射。用左手固定注射部位的皮肤，将针头迅速刺入，按估计的深度，慢慢注入药液。要避免伤及大血管、神经和骨骼。当针头刺入后，要稍微回抽，确定没有血液吸出才可注射。

（3）注意区分给药侧与采血侧耳朵。本实验中，静脉给药组采用耳缘静脉注射给药，而在非给药侧耳朵耳缘静脉采血，应对两只耳朵做好区分，切勿在同侧操作。

（4）注意超出标准曲线测定范围的样本的处理。若血药浓度过高，如在工作曲线的范围外，应用空白血浆稀释后测定。

（5）注意显色剂加入后样本的测定时间。加入显色剂［N－（1－萘）－乙二胺］后应在 5～60 min 内测定。

实验思考题

（1）肌内注射应注意哪些问题？

（2）除了本实验所用的比色法，检测磺胺二甲基嘧啶的常用方法还有哪些？

（3）一室模型与二室模型有什么区别？

实验二 大鼠吸入和灌胃给药沙丁胺醇药代动力学实验

实验目的

（1）掌握大鼠吸入和灌胃的给药方法。

（2）掌握血样的收集、处理方法及高效液相色谱 – 串联质谱仪的使用方法。

（3）掌握房室模型的判断及相关药代动力学参数的计算方法。

实验原理

沙丁胺醇是传统的支气管扩张药，其化学名为 1 – （4 – 羟基 – 3 – 羟甲基苯基） – 2 – （叔丁氨基）乙醇。（图 4 – 2 – 1）

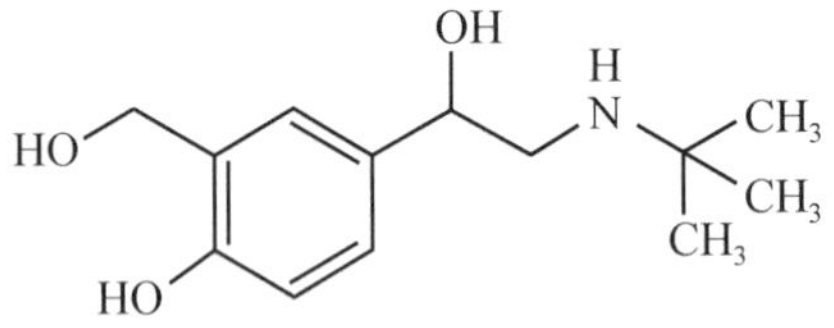

图 4 – 2 – 1 沙丁胺醇结构式

现临床上使用较多的沙丁胺醇剂型有吸入剂型和口服剂型。吸入沙丁胺醇后，10% ～ 20% 的药物到达气道下部，被肺组织吸收进入肺循环而发挥作用，但并不在肺部代谢。吸入剂型和口服剂型均主要通过肝脏代谢，以原形或以酚磺酸盐形式主要在尿中排泄，其半衰期为 4 ～ 6 h。

沙丁胺醇给药剂量低，片剂在临床上常用的成人剂量为 8 mg，一天 1 次或 2 次。由于吸入给药具有作用强、起效快的作用特点，临床上常用的沙丁胺醇气雾剂，其成人剂量为每次吸入 100 μg，一天给药不超过 4 次。因该药体内血药浓度低，所以采用高效、灵敏的高效液相色谱 – 串联质谱法 （HPLC – MS/MS） 进行含量测定。

实验方法

（一）实验器材与材料

（1）仪器：高效液相色谱－串联质谱仪。

（2）动物：健康成年 SD 大鼠，雌雄各半，体重 180～220 g。

（3）药物：沙丁胺醇片、沙丁胺醇气雾剂、沙丁胺醇标准品。

（4）沙丁胺醇灌胃液：给药剂量为 12 mg/kg，按每只大鼠 1.0～2.0 mL 的灌胃体积计算，加水配制成浓度为 2 mg/mL 的灌胃液。

（5）D_9－沙丁胺醇（内标）：工作液浓度为 2 ng/mL。

（6）试剂：甲醇（色谱纯），超纯水，1% 高氯酸甲醇溶液（含 20 mmol/L 的甲酸铵），20 mmol/L 的醋酸铵（pH＝8.0），0.2% 高氯酸甲醇溶液（含 4 mmol/L 的甲酸铵），甲醇水溶液（甲醇/水＝40/60）。

（二）操作步骤

1. 标准曲线制备

以沙丁胺醇与内标的峰面积比值为纵坐标、浓度为横坐标绘制标准曲线并计算回归方程。

（1）吸入给药。配制系列标准液，取 20 μL 母液加入 180 μL 血浆中，配制成血浆终浓度为 50 pg/mL、100 pg/mL、250 pg/mL、500 pg/mL、1 000 pg/mL、4 000 pg/mL、8 000 pg/mL、10 000 pg/mL 的标准液，其余处理方法同“3. 血浆样本的处理”。

（2）口服给药。配制系列标准液，取 20 μL 母液加入 180 μL 血浆中，配制成血浆终浓度为 0.2 ng/mL、0.5 ng/mL、1.0 ng/mL、2.0 ng/mL、5.0 ng/mL、10.0 ng/mL、20.0 ng/mL 的标准液，其余处理方法同“3. 血浆样本的处理”。

2. 给药与血样采集

给药与血样采集见表 4－2－1。

表 4－2－1　给药与血样采集

给药途径	给药方式	药物	药量	采血时间
吸入	呼吸道吸入	沙丁胺醇气雾剂	6 喷	0 min、10 min、20 min、30 min、45 min、1 h、2 h、4 h、6 h、9 h
口服	灌胃	2 mg/mL 沙丁胺醇溶液	12 mg/kg	0 min、15 min、30 min、1 h、2 h、3 h、4 h、6 h、9 h、12 h、24 h、48 h

沙丁胺醇气雾剂的给药方法：将大鼠固定在一个容器中，仅暴露其鼻子。在大鼠和雾化器之间放置一根直径 2 cm、长 10 cm 的管子，以便大鼠吸入气雾剂。每只大鼠

给予 6 喷。

眼眶取血：将大鼠按压在鼠笼上，左手拇指和食指从背部较紧地握住小鼠或大鼠的颈部，但应防止动物窒息。当取血时左手拇指及食指轻轻压迫动物的颈部两侧，使眶后静脉丛充血。右手持接 7 号针头的 1 mL 注射器或长颈（3～4 cm）硬质玻璃滴管（毛细管内径 0.5～1.0 mm），使采血器与鼠面成 45°，由眼内角刺入，针头斜面先向眼球，刺入后再转 180° 使斜面对着眼眶后界。刺入深度为 4～5 mm。当感到有阻力时即停止推进，同时，将针退出 0.1～0.5 mm，边退边抽。每次约 0.5 mL。

3．血浆样本处理

采集全血后，3 000 r/min 离心 10 min，取上层血浆 200 μL，加入甲醇/水（40/60，V/V）20 μL 及内标工作液 20 μL。涡旋，10 000 r/min 离心 5 min。

固相萃取柱分别予 1 mL 的 1% 高氯酸甲醇溶液（含 20 mmol/L 的甲酸铵）和 1 mL 的 20 mmol/L 的醋酸铵缓冲液（pH = 8.0）过柱。将血浆样品上样并过柱。然后分别予 1 mL 的水，1 mL 的甲醇水溶液（甲醇/水 = 40/60）过柱。最后用 0.2% 高氯酸甲醇溶液（含 4 mmol/L 的甲酸铵）洗脱。收集该洗脱液，于 40 ℃ 的水浴中用氮气吹干。残渣用甲醇水溶液（甲醇/水 = 40/60）100 μL 溶解，取上清液，待测。

4．血药浓度测定

取上清液进样 10 μL。

液相色谱条件：色谱柱为 SCX : C_{18} = 1 : 4，150 mm × 2.0 mm，5 μm；流动相为甲醇/水（含 20 mmol/L 的甲酸铵与 0.1% 的甲酸）= 85/15；流速为 0.3 mL/min；柱温为常温。

质谱条件：三重四级杆质谱检测器，ESI 正离子模式。优化的质谱条件（API 3 000）见表 4-2-2。

表 4-2-2　质谱条件

分析化合物	MRM（m/z）	去簇电压/V	碰撞电压/V	FP/V	EP/V	CXP/V
沙丁胺醇	240.2→148.1	25	27	225	10	10
D_9-沙丁胺醇	249.2→148.1	25	27	225	10	10

5．参数计算

参考第二编实验五。

实验注意事项

（1）本次实验前，要求先将所用仪器洗净，干燥待用，并准备好肝素化的瓷反应板。

（2）若血药浓度在标准曲线的范围外，应调整标准曲线的浓度范围。

（3）固相萃取柱与接头应安装配合好。当发现系统总是达不到设定压力时，应检查各接头是否拧紧，气压盖密封垫是否平整。

（4）高效液相色谱－串联质谱仪较精密，操作要求高，应严格遵守操作规程，操作不熟练的学生切勿单独使用。

（5）注意大鼠捉持及固定的正确操作。大鼠牙尖、性猛，在抓取方法不当而受到惊吓或被激怒时易将操作者手指咬伤，所以不宜用袭击方式抓取。抓取大鼠前最好戴上防护手套。进行腹腔注射、肌内注射、皮下注射等技术操作时，可采取左手固定法，用拇指和食指捏住鼠耳，余下三指紧捏大鼠背部皮肤，这样便可进行各种简单的实验操作；也可以用左手食指和中指放在颈背部的两侧，拇指和无名指放在胸前，分别用手指夹住左右前肢抓起大鼠。

（6）注意大鼠灌胃给药的正确操作。操作者用一只手的拇指和中指从背侧伸入大鼠腋下，固定大鼠的手翻转，将大鼠头朝上，腹面对着操作者，同时用食指抵住顶骨，确保食道平直；另一只手拿起准备好的灌胃注射器，大致定好灌胃针头应插入胃内的位置。将灌胃针头由大鼠左侧口角，顺着上颚后壁插入咽部，轻轻移动灌胃针头，沿着动物的纵轴方向进入食道，若没有抵触感，把灌胃针头插入胃部。若感到阻力或者大鼠挣扎时，应立即停止进针或将针拔出，对动物稍做安抚后重新进行灌胃操作，以免损伤或穿破大鼠食道以及误入气管。

（7）注意大鼠腹腔注射给药的正确操作。进行大鼠腹腔注射时，采取左手固定法，左手抓紧动物背部皮肤，使其腹部向上，且无法蹬腿，右手持注射器于左（或右）下腹部将针头刺入皮下，使针头向前推 0.5～1.0 cm，然后再以 45° 刺入腹腔，有突破感后，固定针头，缓缓注入药液。为避免伤及内脏，可使动物处于头低位，使内脏移向上腹。

（8）注意大鼠眼眶取血的正确操作。若穿刺适当，血液能自然流入毛细管中，当得到所需的血量后，即除去加于颈部的压力，同时，将采血器拔出，以防止术后穿刺孔出血。多次采血时左右两眼轮换更好。

（9）不同组别的大鼠应做好标记，以示区分。

实验思考题

（1）气雾剂与片剂的体内药代动力学过程有什么差异？

（2）如何确定标准曲线的浓度范围？

（3）血浆样本的前处理方法有哪些？各有什么优点和缺点？

（4）高效液相色谱－串联质谱法中，调解水相 pH 的试剂选择原则是什么？常用的试剂有哪些？

实验三 ▶ 家兔灌胃布洛芬的绝对生物利用度实验

实验目的

（1）掌握家兔灌胃和静脉注射的给药方法。
（2）掌握生物利用度的计算方法。

实验原理

布洛芬为苯丙酸衍生物，是常用的解热镇痛抗炎药，可缓解轻中度的关节痛、头痛等疼痛，也可用于流行性感冒或普通感冒引起的发热。布洛芬口服吸收完全，口服后 $1 \sim 2$ h 血药浓度达到峰值，血浆蛋白结合率超过 99%，主要经肝脏代谢、肾脏排泄，血浆半衰期约 2 h。

生物利用度（bioavailability，BA）是指药物被吸收进入体循环的速度与程度。生物利用度可分为绝对生物利用度和相对生物利用度。绝对生物利用度反映进入体循环的药物量与给药剂量的比例，常用血管外给药与静脉注射给药的 AUC 比值表示；相对生物利用度反映同一药物的不同制剂之间吸收速度和程度的关系，常用两种制剂给药后的 AUC 比值表示。

本实验分别通过灌胃和静脉注射给予家兔相同剂量的布洛芬，采用高效液相色谱法测定给药后不同时间点的血浆药物浓度，计算灌胃和静脉注射的药代动力学参数及布洛芬灌胃给药的绝对生物利用度。

实验方法

（一）实验器材与材料

（1）仪器：高效液相色谱仪、自动进样器、进样瓶、内衬管、色谱柱、分析天平、电子秤、离心机、涡旋仪、冰箱、移液器（$100 \sim 1\,000$ μL、$20 \sim 200$ μL、$0.5 \sim 10$ μL）及吸头、注射器、开口器、导尿管、三通阀、兔固定箱、各种玻璃仪器、塑料离心管等。
（2）动物：健康成年家兔，雌雄各半，体重 $1.5 \sim 3.0$ kg。

（3）药物：布洛芬注射液。

（4）试剂：布洛芬对照品、酮洛芬对照品、肝素封管液（100 U/mL）、甲醇（色谱纯）、乙腈（色谱纯）、20 mmol/L 磷酸二氢钠缓冲液（用磷酸调 pH 至 3.0）、甲醇水溶液（甲醇/水 = 1/1）、超纯水、75% 乙醇。

（二）操作步骤

1. 溶液、样品制备

（1）布洛芬标准储备液。取布洛芬对照品 100 mg，精密称定，用甲醇溶解并定容至 10 mL，得浓度为 10 mg/mL 的储备液（编号：Stock）。

（2）内标工作液。取酮洛芬对照品 40 mg，精密称定，用甲醇溶解并定容至 100 mL，得浓度为 400 μg/mL 的内标工作液。

（3）标准曲线工作液制备。取布洛芬标准储备液，用甲醇水溶液（甲醇/水 = 1/1）稀释至浓度为 10 μg/mL、20 μg/mL、100 μg/mL、200 μg/mL、1 000 μg/mL、1 600 μg/mL、2 000 μg/mL 的标准曲线工作液。（表 4 – 3 – 1）

表 4 – 3 – 1　标准曲线工作液制备

编号	浓度/（μg/mL）	加入溶液			甲醇水溶液（甲醇/水 = 1/1）体积/μL
		编号	浓度/（μg/mL）	体积/μL	
7	2 000	Stock	10 000	200	800
6	1 600	Stock	10 000	160	840
5	1 000	Stock	10 000	100	900
4	200	7	2 000	100	900
3	100	5	1 000	100	900
2	20	4	200	100	900
1	10	3	100	100	900

（4）质控样品工作液制备。取布洛芬储备液，用甲醇水溶液（甲醇/水 = 1/1）稀释至浓度为 30 μg/mL、800 μg/mL、1 500 μg/mL 的质控样品工作液。（表 4 – 3 – 2）

表 4 – 3 – 2　质控样品工作液制备

编号	浓度/（μg/mL）	加入溶液			甲醇水溶液（甲醇/水 = 1/1）体积/μL
		编号	浓度/（μg/mL）	体积/μL	
HQC	1 500	Stock	10 000	150	850
MQC	800	Stock	10 000	80	920
LQC	30	MQC	150	200	800

（5）血浆标准曲线和质控样品制备。取布洛芬标准曲线/质控样品工作液 5 μL，加入 95 μL 家兔空白血浆，涡旋混匀。（表 4 - 3 - 3）

表 4 - 3 - 3　血浆标准曲线和质控样品制备

编号	血浆浓度/（μg/mL）	工作液浓度/（μg/mL）	工作液体积/μL	空白血浆体积/μL
1	0.5	10	5	95
2	1	20	5	95
3	5	100	5	95
4	10	200	5	95
5	50	1 000	5	95
6	80	1 600	5	95
7	100	2 000	5	95
LQC	1.5	30	5	95
MQC	40	800	5	95
HQC	75	1500	5	95

2. 给药与血样采集

给药与血样采集见表 4 - 3 - 4。

表 4 - 3 - 4　给药与血样采集

给药途径	给药方式	药物	剂量	采血时间
静脉注射	耳缘静脉	布洛芬注射液	40 mg/kg	0 min、5 min、10 min、15 min、30 min、1 h、1.5 h、2 h、3 h、4 h、6 h、8 h、10 h
口服	灌胃	布洛芬溶液	40 mg/kg	0 min、30 min、1 h、1.5 h、1.75 h、2 h、2.25 h、2.5 h、3 h、4 h、6 h、8 h、10 h

3. 血浆样本处理

（1）取 100 μL 血样（标准曲线、质控、未知浓度样本），加酮洛芬内标工作液（400 μg/mL）10 μL，涡旋 10 s 混匀。

（2）加入 300 μL 乙腈，涡旋 30 s。

（3）15 000 r/min 离心 5 min，取上清液，待测。

4. 血药浓度测定

采用高效液相色谱法对血浆中布洛芬浓度进行检测。采用 C18 色谱柱（4.6 mm × 250 mm，3.5 μm），流动相为乙腈/20 mmol/L 磷酸二氢钠缓冲液（60/40，V/V），检测波长 220 nm，流速 1 mL/min，柱温 25 ℃，进样量 20 μL。

5. 参数计算

参考第二编实验五。

口服绝对生物利用度 $F_{po} = (AUC_{0\to\infty,po} \times D_{iv}) / (AUC_{0\to\infty,iv} \times D_{po})$，其中 D 为给药剂量。

实验注意事项

详见第四编实验二"实验注意事项"中的（5）至（9）项。

实验思考题

（1）布洛芬的药时曲线呈几房室模型？为什么？

（2）除了本实验所用的高效液相法，检测布洛芬的常用方法还有哪些？

（3）除了眼眶取血，常用的大鼠取血方法还有哪些？

（4）除了本实验所用苯妥英以外，临床上布洛芬还会与哪些药物合用产生药物相互作用？

实验四　小鼠静脉注射、口服以及滴鼻冰片药代动力学实验

实验目的

（1）掌握小鼠静脉注射、灌胃及滴鼻的给药方法。

（2）掌握血样的收集、处理方法及气相色谱仪的使用方法。

（3）掌握房室模型的判断及相关药代动力学参数的计算方法。

实验原理

冰片（borneol）又名片脑、艾片、龙脑香等，是由菊科艾纳香茎叶或樟科植物龙脑樟枝叶经水蒸气蒸馏并重结晶而得，对闭证神昏、目赤肿痛、喉痹口疮、疮疡肿痛、溃后不敛等具有治疗作用，其化学名为内型 – 1，7，7 – 三甲基 – 二环 [2.2.1] 庚 – 2 – 醇。（图 4 – 4 – 1）冰片经黏膜比较容易吸收，小鼠鼻腔给药生物利用度为 90.7%，进入体内与葡萄糖醛酸结合后经肾排出体外，不易蓄积。小鼠灌胃给药，冰片消除半衰期约为 5.3 h。大鼠灌胃冰片后的达峰时间为 10 ～ 21 min，生物利用度约为 43.0%。

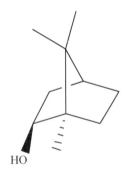

HO

图 4 – 4 – 1　冰片结构式

气相色谱法（GC）是一种利用物质的沸点、极性及吸附性质的差异，实现混合物分离的技术。待分析样品在气化室气化后被惰性气体带入色谱柱，由于样品中各组分的沸点、极性或吸附性能不同，每种组分都倾向于在流动相和固定相之间形成分配或吸附平衡。在这个过程中载气不断地流动，使样品组分在流动过程进行反复多次的分配或吸附/解附。在载气中分配浓度大的组分先流出色谱柱，而在固定相中分配浓度大的组分后流出，从而达到将混合物分离的效果。组分流出色谱柱后，传送到检测器，检测器将样品组分信息转变为电信号，电信号的大小与被测组分的量或浓度呈比例，从而达到定量的要求。将这些信号放大并记录下来，就是色谱图，它包含了色谱的全部原始信息。在没有组分流出时，色谱图记录的是检测器的本底信号，即色谱图的基线。本实验根据气相色谱分离原理对生物样本进行分析。

实验方法

（一）实验器材与材料

（1）仪器：气相色谱仪。

（2）动物：ICR 小鼠，雄性，体重 18～22 g。

（3）药物：冰片，浓度为 842.2 μg/mL 的用于配制标准曲线，浓度为 300 mg/mL 的用于给药。

（4）试剂：滴鼻溶剂（生理盐水/乙醇/丙二醇＝40/30/30，*V/V/V*），1% 吐温－80 溶液，乙酸乙酯，正十八烷，肝素封管液（100 U/mL）。

（二）操作步骤

1. 标准曲线制备

以峰面积为纵坐标、浓度为横坐标绘制标准曲线并计算回归方程。（表4－4－1）

表4－4－1　标准曲线制备

冰片标准工作液浓度/（μg/mL）	0	5	10	20	40	80	200	400	800
冰片标准工作液体积/μL	0	10	10	10	10	10	10	10	10
内标标准工作液浓度/（μg/mL）	0	50	50	50	50	50	50	50	50
内标标准工作液体积/μL	0	10	10	10	10	10	10	10	10
空白血浆体积/μL	100	90	90	90	90	90	90	90	90
冰片血浆样品浓度/（μg/mL）	0	0.5	1.0	2.0	4.0	8.0	20.0	40.0	80.0

2. 给药与血样采集

给药与血样采集见表4－4－2。

表4－4－2　给药与血样采集

给药途径	给药方式	药物	药量	采血时间
口服	胃	冰片的 10% 滴鼻溶剂溶液的 1% 吐温－80 溶液	30 mg/kg	0 min、2 min、5 min、10 min、20 min、30 min、60 min、90 min、120 min、360 min
滴鼻	鼻子	冰片的滴鼻溶剂溶液（生理盐水/乙醇/丙二醇＝40/30/30，*V/V/V*）	30 mg/kg	0 min、2 min、5 min、10 min、20 min、30 min、60 min、90 min、120 min、360 min
静脉注射	尾静脉	冰片的 10% 滴鼻溶剂溶液的 1% 吐温－80 溶液	30 mg/kg	0 min、2 min、5 min、10 min、20 min、30 min、60 min、90 min、120 min、360 min

将小鼠放在笼子上，用拇指和食指固定住头部，紧握颈部，压迫颈两侧，使眼突出，眶后静脉丛充血，右手持毛细管使之与面部呈45°夹角，从眼内眦部旋转刺入，固定身体，压住后肢，放松手指，调整毛细管，使出血流畅。取血完成，立即除去颈部压力，拔出毛细管，用干棉花止血。每次采集100 μL，置于含有肝素的EP管（事先于EP管内加1滴100 U/mL肝素封管液，60 ℃烤干），轻轻晃动摇匀。4 000 r/min，离心10 min，取上清液于 -20 ℃保存。

3. 血浆样本处理

取100 μL血浆置于EP管中，加入10 μL内标液，涡旋1 min，加入90 μL乙酸乙酯，涡旋1 min，10 000 r/min离心10 min，取上清液，待测。

4. 血药浓度测定

气相色谱条件见表4-4-3。

取上清液进样1 μL。

表4-4-3 气相色谱条件

柱温箱温度	时间	其他参数	
100 ℃	5.5 min	载气（N$_2$）	28 mL/min
100～200 ℃	30 ℃/min	注射器温度	250 ℃
200 ℃	5 min	检测器温度	300 ℃

以峰面积和标准曲线的浓度建立标准曲线，将血浆样品的峰面积代入标准曲线的公式计算出血浆药物浓度。

5. 参数计算

参考第二编实验五。

实验注意事项

（1）实验前，先将所用仪器洗净，干燥待用，准备好肝素化的EP管。
（2）本次实验的课时为8小时，宜2～4人一组（视实验条件定）。
（3）使用毛细管采集血样的时候用圆润的一端，禁止用断面的尖端。
（4）动物实验过程中需要带帆布手套，避免被动物咬伤。

实验思考题

（1）用于药代动力学实验的实验动物有哪些？各有什么优点和缺点？
（2）药物在体内相互作用的类型有哪些？请各举一例。
（3）你认为冰片还可以用什么检测方法检测？
（4）小鼠的血样采集方法有哪些？应该注意什么问题？

实验五　磺胺嘧啶在家兔体内的肾清除率测定实验

实验目的

（1）了解肾清除率测定的意义。

（2）掌握测定磺胺嘧啶（sulfadiazine，SD）肾清除率的原理及方法。

实验原理

肾清除率是指两肾在单位时间（每分钟）内能将多少毫升血浆中所含的某种药物完全清除出去，这个被完全清除的某药物的血浆毫升数就称为该药物的肾清除率。测定肾清除率不仅可了解肾脏的功能状态，还可以测定肾小球滤过率、肾血流量和推测肾小管的转运功能。肾清除率可通过尿药排泄速率与血药浓度的比例关系计算，其单位为 mL/min 或 L/h。

$$CL_r = \frac{U \cdot V}{P}$$

式中，CL_r 为肾清除率；U 为药物在尿中的浓度；V 为单位时间的尿量；P 为药物在血浆中的浓度；$U \cdot V$ 为单位时间尿中药物的排泄量。

测定肾清除率：药物通过静脉输注，当血药浓度和肾清除达到平衡时，定期收集尿液，求出单位时间尿量（V）和尿中药物浓度（U），在集尿期的中点时间取血，求出血浆浓度（P），代入上述公式，求出肾清除率。为使血药浓度迅速达到稳态，可先静脉注射一定剂量药物，然后滴注维持量的药物，以维持稳态血药浓度。

紫外分光光度法原理见第四编实验一。

实验方法

（一）实验器材与材料

（1）器材：手术台，静脉输液胶管，膀胱插管，红外线灯，离心机，紫外分光光度计，搪瓷盘，5 mL 离心管，10 mL 试管，吸管（0.25 mL、5 mL），烧杯（250 mL、500 mL），注射器（5 mL、10 mL、50 mL），眼科剪刀，眼科镊，普通中号镊子，止血

121

钳，手术刀片，精密 pH 试纸等。

（2）试剂：0.5% 亚硝酸钠，0.5% 氨基磺酸铵，0.1% 二盐酸萘乙二胺，20% 三氯醋酸，生理盐水，肝素封管液（100 U/mL），灭菌注射用水，4% 戊巴比妥钠，5% 葡萄糖氯化钠注射液，SD-Na 注射液，0.16% SD-Na 葡萄糖氯化钠注射液。

（3）动物：健康成年家兔，雌雄各半，体重 1.5～3 kg。

（二）操作步骤

1. 标准曲线制备

配制 0.5 mg/mL 浓度的 SD 储备液，分别取 0 mL、0.5 mL、1.0 mL、1.5 mL、2.0 mL、2.5 mL、3.0 mL、3.5 mL、4.0 mL 置 50 mL 量瓶中，加水至刻度，配成浓度为 0 μg/mL、5 μg/mL、10 μg/mL、15 μg/mL、20 μg/mL、25 μg/mL、30 μg/mL、35 μg/mL、40 μg/mL 的标准溶液。分别吸取各标准液 0.25 mL 及血浆（或空白尿）0.25 mL 置于离心管中，加蒸馏水 3.75 mL、20% 三氯醋酸 0.75 mL，2 500 r/min 离心 20 min。吸取上清液 2 mL 置于另一试管中，加 0.5% 亚硝酸钠 0.2 mL，摇匀；4 min 后加 0.5% 氨基磺酸铵 1 mL，摇匀；5 min 后加 0.1% 二盐酸萘乙二胺 1 mL，摇匀。用紫外分光光度计于 540 nm 处测定吸光度，以零号管作空白对照。以吸光度对浓度作图，得 SD 血药浓度或尿药浓度标准曲线。

2. 样本采集操作过程

（1）灌胃。取健康家兔（体重为 2.4～2.8 kg）1 只，禁食 12 h 后，称重，用 37 ℃ 温水（40 mL/kg）灌胃。

（2）麻醉。耳缘静脉滴注 4% 戊巴比妥钠（0.5～0.6 mL/kg）麻醉后，将家兔背位交叉固定于手术台上。

（3）补充体液。耳缘静脉滴注 5% 葡萄糖氯化钠注射液 [0.34 mL/（mm/kg）或 8 滴/（min/kg）]。

（4）膀胱插管。剪去下腹部毛，在耻骨上方正中线切开皮肤 4 cm 左右，分离皮下组织及肌层，暴露膀胱。找出输尿管，结扎尿道，在膀胱腹侧避开血管做 1 cm 长切口，插入膀胱插管，切口周围做荷包缝合，扎紧，缝合腹部。

（5）观察尿量。每 3～5 min 测量 1 次，直至尿量稳定。

（6）待尿量稳定后，用量筒收集空白尿样，在集尿的中点时间取血，从耳缘静脉取空白血样，记录尿量并测定其 pH。

（7）从耳缘静脉注射首剂量的 SD-Na 注射液，然后滴注维持剂量 [0.34 mL/（mm/kg）或 8 滴/（min/kg）]。

（8）约 30 min 后开始定期集尿及取血，根据尿量决定集尿间隔时间（10～30 min），在集尿的中点时间取血，记录尿量及 pH。

3. 血药浓度及尿药浓度的测定

取血浆或尿液 0.25 mL，加蒸馏水 4 mL、20% 三氯醋酸 0.75 mL，按上述"1. 标准曲线制备"同法操作，以空白血样（尿样）作空白，从标准曲线求出血浆或尿中 SD 的浓度。

4．参数计算

记录测得的血药浓度及尿药浓度数据（表4–5–1），并根据公式计算肾清除率。

表4–5–1　家兔血药浓度及尿药浓度数据记录表

编号	取样时间	血样吸光值	血药浓度 $P/$（μg/mL）	尿样吸光值	尿药浓度 $U/$（μg/mL）	尿量 $V/$（mL/min）	$CL_r/$（mL/min）	CL_r/kg	CL_r/kg平均值

家兔体重：＿＿＿＿＿＿kg。

实验注意事项

（1）选择耳缘静脉明显的家兔，体重2.4～2.8 kg，用适量温水灌胃，以保持尿量。

（2）耳缘静脉注射可采用6号针头，从耳缘静脉远端开始进针，注射前用酒精棉球揩擦，使血管暴露，防止针头插入皮下组织或脱落。

（3）耳缘静脉注射用输液夹控制滴数，输注管中不得有气泡，可在滴停状态下插针，实验过程中注意滴注的变化。

（4）膀胱插管时注意结扎尿道，以免尿液从管外流出，插管口最好正对着输尿管在膀胱的入口处，但不要紧贴膀胱壁而堵塞输尿管。

（5）取血亦可采用心脏取血或颈静脉插管取血等。针管事先用抗凝剂处理，烘干。血液转移至离心管时应沿管壁自然流下，以免溶血。离心后的血浆置于冰箱保存。

（6）实验除灌胃外，还可适当注射10%葡萄糖氯化钠注射液，以增加排尿量。

（7）所收集的尿液应测其体积和pH。

实验思考题

（1）测定药物的肾清除率有什么意义？

（2）哪些生理因素会影响药物的肾清除率？

（3）测定肾清除率还有哪些方法？

第五编　体外药代动力学评价实验（推荐）

实验一　补骨脂酚在大鼠肝微粒体中Ⅰ相代谢稳定性测定实验

实验目的

（1）掌握肝微粒体孵育方法。

（2）掌握高效液相色谱法（HPLC）的样品前处理方法及高效液相色谱仪的使用方法。

（3）熟悉消除速率常数、代谢消除半衰期、清除率的计算方法。

实验原理

代谢稳定性一般被用来描述化合物代谢的速度和程度，是影响药代动力学性质的主要因素之一。代谢稳定性低意味着化合物在体内较容易被代谢，这往往预示着不良的药代动力学性质，如口服生物利用度低、作用时间短。理想的候选药物不仅需要有较强的活性还必须有适宜的作用时间。在药物发现的较早时期进行体外代谢稳定性的研究将会降低后期临床前试验失败的发生率，节省开发经费。

补骨脂酚（bakuchiol）是补骨脂的主要活性成分之一，具有广泛的药理活性，如降糖和降血脂作用、抗炎作用、抗菌作用、抗氧化作用、抗癌作用。补骨脂酚在肠道不同部位均有吸收，以空肠为最佳吸收部位。口服补骨脂酚生物利用度仅为 3.2%，并且体外研究发现补骨脂酚平均半衰期为（6.79 ± 0.39）min，提示补骨脂酚在体内发生明显的首过代谢。

肝药酶细胞色素 P450（CYP450），属于单加氧酶（monooxygenase），也称肝微粒体混合功能氧化酶，多位于内质网和线粒体内壁上，参与药物、致癌物、类固醇激素和脂肪酸等多种内源性、外源性物质代谢。肝药酶 CYP 氧化还原酶是所有肝微粒体酶的唯一电子供体，通过还原型烟酰胺腺嘌呤二核苷酸磷酸（reduced nicotinamide adenine dinucleotide phosphate，NADPH）将电子传递给 CYP450，CYP450 获得电子后再与底物发生氧化还原反应，从而发挥代谢活性。肝微粒体中包含了大部分 I 相酶，其中最重要的是以 CYP450 为主要成分的微粒体混合功能氧化酶系统，在用肝微粒体进行研究时，加入相应的辅助因子 NADPH，则可重组体外代谢体系，从而通过体外孵育法进行 I 相代谢稳定性研究。

实验方法

（一）实验器材与材料

（1）仪器：高效液相色谱仪、电子天平、低速离心机、高速离心机、真空干燥箱、涡旋仪、超纯水系统等。

（2）药物：补骨脂酚、丹参酮 II A（内标）。

（3）试剂：NADPH、甲醇、乙腈、甲酸、磷酸盐缓冲溶液、二甲基亚砜（dimethyl sulfoxide，DMSO）、肝微粒体溶液。

（二）操作步骤

1. 肝微粒体代谢孵育体系

肝微粒体代谢孵育体系见表 5 – 1 – 1。

表 5 – 1 – 1　肝微粒体代谢孵育体系

样品名称	终浓度
大鼠肝微粒体	0.5 g/L
补骨脂酚	10 μmol/L
NADPH	1 mmol/L
磷酸盐缓冲溶液	100 mmol/L
总体积：200 μL	

将以上体系除 NADPH 外于 37 ℃孵育 5 min，加预孵育 5 min 的 NADPH（终浓度为 1 mmol/L）溶液启动 I 相代谢反应。孵育体系中 DMSO 不超过 0.1%，总体积为 200 μL。上述孵育体系在 37℃水浴中进行孵育，分别于 0 min、2 min、5 min、10 min、20 min、30 min、60 min 加冰冷的含内标（0.5 μmol/L 丹参酮 II A）的甲醇乙腈溶液（甲醇/乙腈 = 50/50）溶液 200 μL 以终止反应，0 min 组用灭活的微粒体代替正常微粒体。涡旋混匀 2 min，于 4 ℃ 17 000 r/min 离心 15 min，各取上清液 20 μL，检测各时间点补骨脂酚的剩余量。

2. HPLC 测定

本实验采用 HPLC 检测补骨脂酚的剩余量。高效液相色谱仪采用 Ultimate XS-C18 色谱柱（4.6 mm×250 mm，5 μm，美国 Welch 公司），流动相为甲醇/水（含 0.1% 甲酸）（89/11，V/V），柱温 30 ℃，检测波长 262 nm，进样量 20 μL。

3. 参数计算

检测母体含量，计算母体剩余率（%）。将 0 min 组补骨脂酚的浓度记为 100%，其他孵育时间点的浓度转换为百分剩余量，将各时间点的百分剩余量的自然对数对孵育时间做线性回归，求得斜率 k，根据公式 $T_{1/2} = -0.693/k$ 可以计算得到体外半衰期。肝微粒体中的清除率 $[CL, \mathrm{mL}/(\mathrm{min} \cdot \mathrm{mg})] = 0.693/t_{1/2}(\mathrm{min}) \times$ 孵育液体积$(\mathrm{mL})/$肝微粒体量(mg)。

实验注意事项

（1）反应体系需要现配现用并且放置于冰上进行操作。

（2）实验前将水浴锅温度设置为 37 ℃，并用温度计检测实际温度和显示温度的一致性，避免温度对实验的影响。

（3）于设定的孵育时间点向孵育体系中加入终止液以终止反应，终止液需要提前预冷。

（4）肝微粒体于 -80℃ 冰箱冷冻保存，切勿反复冻融。

（5）若实际需要 n 个孵育体系，则需要配制 $n+1$ 个体系。

实验思考题

（1）药物体外代谢稳定性评价筛选药物有哪些优势与劣势？

（2）除了本实验所用的肝微粒体外，检测体外代谢稳定性的生物基质还有哪些？

（3）为什么有些药物体外代谢很慢，体内清除率很高或半衰期很短？为什么有些药物体外代谢很快，体内清除率很低或半衰期很长？

<table>
<tr><td>实验二</td><td>加替沙星对肝药酶</td></tr>
</table>

加替沙星对肝药酶 CYP1A2 和 CYP2C9 的抑制作用实验

实验目的

（1）掌握基于底物探针法的 P450 抑制实验方法。
（2）掌握肝微粒体的制备方法。
（3）掌握高效液相色谱 – 串联质谱（HPLC – MS/MS）的样品前处理方法及使用方法。
（4）掌握 IC_{50} 值的计算方法。

实验原理

氟喹诺酮类药物在临床上广泛应用于治疗细菌感染，加替沙星（图 5 – 2 – 1）是氟喹诺酮类药物的代表药，抗菌谱广，对革兰氏阳性菌和革兰氏阴性菌均有效。其抗菌作用通过抑制细菌的 DNA 旋转酶和拓扑异构酶Ⅳ，从而抑制细菌 DNA 复制、转录和修复过程。加替沙星口服吸收良好，且不受饮食因素影响，其绝对生物利用度为 96%，血药浓度在服用 1～2 h 后达峰。加替沙星的消除半衰期为 7～8 h，与剂量无关。本品主要由尿中排泄，72 h 的排泄量为给药剂量的 82%～88%，主要以药物原形排出，以代谢产物排出的很少。

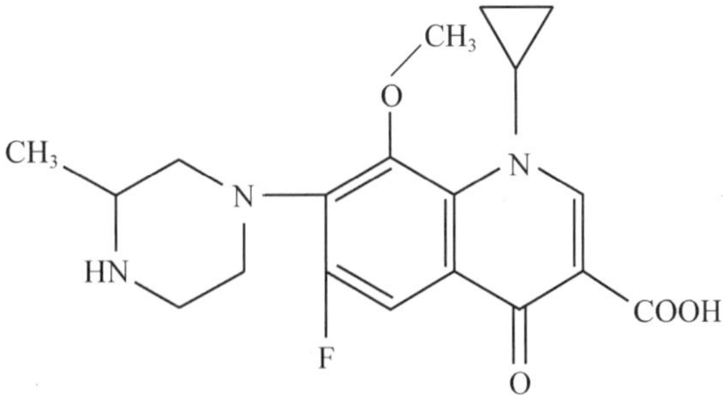

图 5 – 2 – 1 加替沙星结构式

氟喹诺酮类药物对肝药酶具有抑制作用，其抑制作用强弱随氟喹诺酮的种类不同而异。因此，当氟喹诺酮类药物与临床上的药物如茶碱（主要由 CYP1A2 代谢）、华法林

（主要由 CYP2C9 代谢）等合用时，会使得这些药物的代谢减慢，血药浓度升高，不良反应的发生率增加。因此，测试氟喹诺酮类药物对肝药酶的抑制作用对临床合理用药具有显著的指导意义。本实验选取氟喹诺酮类的代表药之一加替沙星，测试其对肝药酶 CYP1A2 和 CYP2C9 的抑制作用，以此作为加替沙星与临床上个体化差异比较大的药物合用时是否需要调整剂量的依据。

非那西丁是 CYP1A2 特异性底物，其代谢物是对乙酰氨基酚。不同浓度的加替沙星与肝微粒体和非那西丁孵育一段时间后，可以通过 HPLC－MS/MS 检测非那西丁的代谢物对乙酰氨基酚的含量来检测 CYP1A2 的活性。单位时间内检测到对乙酰氨基酚的含量越多，说明非那西丁的代谢速度越快，酶的活性越高；单位时间内检测到对乙酰氨基酚的含量越少，则说明非那西丁的代谢速度越慢，酶的活性受到抑制。

甲苯磺丁脲是 CYP2C9 的特异性底物，其代谢物是 4－羟基甲苯磺丁脲。不同浓度的加替沙星与肝微粒体和甲苯磺丁脲孵育一段时间后，可以通过 HPLC－MS/MS 检测甲苯磺丁脲的代谢物 4－羟基甲苯磺丁脲的含量来检测 CYP1A2 的活性。单位时间内4－羟基甲苯磺丁脲的含量越多，说明甲苯磺丁脲的代谢速度越快，酶的活性越高；反之，则低。

以加替沙星的浓度为横坐标、酶的活性抑制率为纵坐标，用计算公式分别求得加替沙星对 CYP2C9 和 CYP1A2 的 IC_{50} 值。

液相色谱－质谱联用技术以液相色谱作为分离系统，质谱为检测系统。样品经过液相色谱分离后进入离子源被离子化，离子或者碎片离子在四级杆、离子阱、飞行时间以及傅里叶变换离子回旋共振等质量分析仪分离后，通过质量检测器检测得到质谱色谱图，根据色谱峰面积的比值可以进行定量分析。液质联用将色谱对复杂样品的高分离能力，与质谱的高选择性、高灵敏度及能够提供相对分子质量与结构信息的优点结合起来，在药物分析、食品分析和环境分析等许多领域得到了广泛的应用。

实验方法

（一）实验器材与材料

（1）仪器：高效液相色谱－串联质谱仪、电子天平、低速离心机、高速离心机、真空干燥箱、涡旋仪、超纯水系统等。

（2）药物：加替沙星、非那西丁、甲苯磺丁脲、格列吡嗪、对乙酰氨基酚、4－羟基甲苯磺丁脲。

（3）试剂：还原型烟酰胺腺嘌呤二核苷酸磷酸（NADPH）、乙酸乙酯、乙腈、蔗糖、焦磷酸钾、Tris-HCl、乙二胺四乙酸（EDTA）、二硫苏糖醇（DTT）、浓盐酸。

（4）动物：健康成年 SD 大鼠，雄性，体重 180～220 g，6 只。

（5）手术器械：剪刀、镊子、玻璃匀浆器。

（二）操作步骤

1. 鼠肝微粒体制备

1）溶液配制。

（1）蔗糖溶液（2 L）。蔗糖 171.15 g（0.25 mol/L），Tris-Base 2.422 8 g（10 mmol/L），EDTA 0.745 g（1 mmol/L）。

（2）焦磷酸钾溶液（0.5 L）。焦磷酸钾 19.219 g（0.1 mol/L），EDTA 0.186 12 g（1 mmol/L）。

（3）含 20% 甘油的 Tris-HCl 缓冲液（0.25 L）。Tris-Base 3.028 5 g（0.1 mmol/L），EDTA 0.009 3 g（0.1 mmol/L），DTT 250 μL（0.154 25 g 溶解于 10 mL 水配制成 0.1 mol/L 的储备液用于制备缓冲液，终浓度 0.1 mmol/L），甘油 50 mL。

（4）6 mol/L 盐酸溶液。将浓盐酸溶于等体积水即 6 mol/L 盐酸溶液。

2）大鼠禁食 12 h 后（自由饮水），标记，称重，记录。

3）所有试剂、器具于 4 ℃ 预冷。

4）将大鼠颈椎脱臼处死，剖腹取肝脏，肝组织用预冷的蔗糖溶液清洗，除净血污，用滤纸吸干。

5）用预冷的剪刀将肝脏剪成碎块，用预冷的蔗糖溶液洗去血杂质 3 遍，加入蔗糖溶液（W/V=1/2），在冰浴中用玻璃匀浆器匀浆。

6）配平后，置于 Beckman 多用途离心机（16 000 r/min）4 ℃ 离心 20 min。弃去沉淀，取上清液于 Beckman 超速离心机（100 000 r/min）4 ℃ 离心 60 min；如上清液不足，用蔗糖溶液补足，保证离心管充盈。弃去上清液，将沉淀用冰冷的焦磷酸钾缓冲液洗涤、混匀，置于 Beckman 超速离心机（100 000 r/min）4 ℃ 离心 60 min（保证离心管充盈）。

7）沉淀中按 1:2（质量体积比）加入 Tris-HCL 缓冲液混匀，分装于塑料离心管中，每管 500 μL（小剂量分装使冻融资料在 3 次以内）。BCA 法测定含量，标记，−80 ℃ 保存备用。

2. 肝药酶抑制实验

肝药酶抑制实验反应体系见表 5-2-1。

表 5-2-1　肝药酶抑制实验反应体系

样品名称	终浓度
鼠肝微粒体	0.5 g/L
非那西丁	10 μmol/L
甲苯磺丁脲	100 μmol/L
加替沙星	0 mg/L、0.1 mg/L、1 mg/L、10 mg/L、100 mg/L、200 mg/L
NADPH	1 mmol/L
磷酸钾	100 mmol/L
总体积：200 μL	

将以上体系除 NADPH 外在 37 ℃ 孵育 5 min，加入 NADPH 使得终浓度为 1 mmol/L，总体积为 200 μL，在 37 ℃ 水浴锅孵育 20 min，200 r/min 涡旋 2 s，加入 2 mg/L 格列吡嗪 40 μL 作为内标物，涡旋 10 s，加入 2 mL 乙酸乙酯以终止反应，3 000 r/min 涡旋 15 min，4 ℃ 离心 10 min，转移有机相至另一个离心管中，在 40 ℃ 环境中用氮气吹干后，用 200 μL 乙腈重新溶解药物，取 10 μL 溶液待测。

3. HPLC – MS/MS 检测

本实验采用 HPLC – MS/MS 检测非那西丁的代谢物对乙酰氨基酚和甲苯磺丁脲的代谢物 4 – 羟基甲苯磺丁脲的含量来检测 CYP1A2 和 CYP2C2 的活性。高效液相色谱仪采用 C_{18} 柱（100 mm×2.1 mm，5 μm），质谱采用 ESI 源，正负离子监测，流动相为甲醇/水（含 0.1% 甲酸）（70/30，V/V），流速为 300 μL/min，进样体积 10 μL，每个样品跑 3.5 min，质谱条件见表 5 – 2 – 2。

表 5 – 2 – 2　质谱条件

P450 酶	底物	代谢产物	监测离子对	离子源	碰撞能量/eV
CYP1A2	非那西丁	对乙酰氨基酚	151.9 → 110.2	ESI$^+$	21
内标	格列本脲	—	446.5 → 321.3	ESI$^+$	19
CYP2C9	甲苯磺丁脲	4 – 羟基甲苯磺丁脲	285.0 → 186.2	ESI$^-$	– 24
内标	格列本脲	—	444.5 → 319.1	ESI$^-$	– 31

4. 参数计算

将加替沙星组的代谢产物和内标的峰面积比值（$r_{加替沙星组}$）除以空白对照组的峰面积相应比值（$r_{空白对照组}$）计算抑制率，以改良寇式法计算 IC_{50} 值：

$$抑制率 = 1 - \frac{r_{加替沙星组}}{r_{空白对照组}}$$

$$\lg IC_{50} = X_m - I\left[\frac{P - (3 - P_m - P_n)}{4}\right]$$

式中，X_m 为 lg（最大浓度），I 为 lg（最大浓度/相邻浓度），P 为抑制率之和，P_m 为最大抑制率，P_n 为最小抑制率。

实验注意事项

（1）NADPH 需要现配现用并且放置冰上进行操作。

（2）实验前将水浴锅温度设置为 37 ℃，并用温度计检测实际温度和显示温度的一致性，避免温度对实验的影响。

（3）避免反复冻融肝微粒体造成酶活性的降低，并且均需要在冰上操作。

（4）第一次离心后，可将上清液转入塑料离心管（预冷）并于 – 80 ℃ 冻存过夜，第二天冰上复苏、涡旋，再进行后续操作。

（5）实验前准备好相应的试剂、仪器等并做好标记。

实验思考题

（1）药物在体内相互作用的类型有哪些？请各举一例。

（2）你认为要保证本实验的成功，应该注意哪些细节？

（3）根据本实验的真实结果，你对加替沙星的临床合理用药的建议。

（4）为什么检测非那西丁的代谢物对乙酰氨基酚需要在质谱用正离子模式，而检测甲苯磺丁脲的代谢物 4 - 羟基甲苯磺丁脲需要在质谱用负离子模式？

（5）P450 活性的抑制实验还有哪些？

实验三 Caco-2 细胞模型评价维拉帕米 对 P 糖蛋白活性的竞争性抑制作用实验

实验目的

（1）掌握 Caco-2 细胞模型的培养建立条件。

（2）掌握以 Caco-2 细胞模型为基础研究维拉帕米（verapamil）对 P 糖蛋白（P-glycoprotein，P-gp）活性的抑制作用评价方法。

（3）掌握表观渗透系数的计算方法。

实验原理

P 糖蛋白（P-glycoprotein，P-gp）是 Caco-2 细胞中主要的转运蛋白，由多药耐药（multidrug resistance，MDR）基因编码，是能量（ATP）依赖性膜蛋白，可将胞内化合物逆浓度梯度转运至胞外。地高辛是 P-gp 的经典底物，因此，诱导/抑制 P-gp 活性的药物有可能改变地高辛的药代动力学。

一般而言，P-gp 活性的抑制机制包括竞争性与非竞争性两种。竞争性抑制机制是抑制剂与底物竞争性结合 P-gp 的底物结合位点，而竞争性抑制剂与 P-gp 底物结合位点的亲和性更高，从而抑制底物的外排，如维拉帕米、环孢素 A、长春新碱等都是经典的 P-gp 竞争性抑制剂。非竞争性抑制机制包括：通过作用于 P-gp 的构象调节位点使 P-gp 构型改变，从而影响药物结合及转运，非竞争性地抑制 P-gp 的外排作用，而本身不被 P-gp 排到细胞外，CGP41251 就是通过这种机制抑制 P-gp 的活性；通过抑制与 P-gp 相关的 ATP 水解酶的活性，阻断 P-gp 所依赖的能量，从而抑制 P-gp 对药物的外排，槲皮素属于这类抑制剂。一般可通过考察药物对 P-gp 底物的转运特性的影响、对 P-gp 功能相关的 ATP 水解酶的活性的影响、P-gp 的构象变化及药物与 P-gp 的亲和性等方面来研究药物影响机制。

Caco-2 细胞系来源于人结肠腺癌细胞，容易在体外培养，稳定性好。在普通培养条件下，Caco-2 细胞可在多聚碳酸酯膜上分化为单层细胞，药物透过 Caco-2 单层细胞的体外过程与口服药物在肠道吸收的过程有良好的相关性，因而成为研究药物吸收机制最常用的细胞模型。成熟的 Caco-2 细胞如图 5 - 3 - 1 所示，在形状和功能上类似于人的小肠上皮细胞，并且分化出浆膜侧 [apical side（lumen），AP 侧] 和黏膜侧 [basolateral side（blood），BL 侧]。

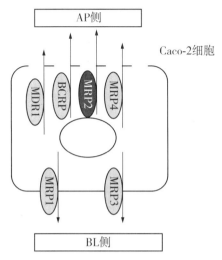

图 5 - 3 - 1　Caco-2 单细胞层切面示意

Caco-2 细胞模型中，药物的转运过程可描述为：药物分子从 Caco-2 细胞模型的 AP 侧跨过 Caco-2 细胞层，通过细胞层至 BL 侧，如图 5 - 3 - 2 所示。

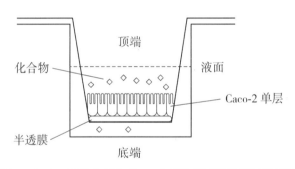

图 5 - 3 - 2　药物分子在 Caco-2 细胞模型的跨膜转运示意

药物通过小肠上皮细胞的转运途径主要有 4 条：①被动运输；②细胞间转运；③由载体介导的转运；④胞饮。如图 5 - 3 - 3 所示。

通过跨细胞及细胞间转运途径进行被动扩散的药物，在 Caco-2 细胞中的转运速率表示为表观渗透系数（apparent permeability coefficients，Papp）：

$$Papp = (dQ/dt \times V)/(A \times C_0)$$

式中，C_0 是待测药物所在端（donor）的初始浓度，dQ/dt 是在接收端（receiver）待测药物出现的速率，V 是接收端的溶液体积，A 是 Transwell 多聚碳酸酯膜的表面积。

由于每次取样后都要补液，对药物的通透产生了稀释作用，因而药物的累计通透量 TR_{cum}（ng/mL）可由以下公式校正：

$$TR_{cum} = A_n + \frac{Vs_n}{V_R}\sum_{i=0}^{n-1} A_i$$

式中，A_n 为第 n 个样品通透量的测定值，Vs_n 为第 n 个样品的采样体积，V_R 为接收

被动运输　细胞间转运　由载体介导的转运　胞饮

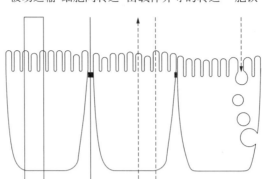

图 5 - 3 - 3　药物在小肠上皮细胞的转运途径

池的体积。

转运率（transport ratio）计算公式为：

$$转运率 = P\text{app}_{(BL \to AP)}/P\text{app}_{(AP \to BL)}$$

P-gp 的底物可以与 P-gp 的底物结合位点结合，通过 P-gp 介导外排。因此，在 Caco-2 双向转运模型中，药物通过 Caco-2 细胞上层的 P-gp 作用，泵入胞内（AP 侧→BL 侧）的药物少和/或泵出胞外（BL 侧→AP 侧）的药物多，亦即转运率大于 2。当使用 P-gp 的竞争性抑制剂（如维拉帕米、环孢素 A）时，P-gp 底物在 Caco-2 细胞中泵入越多（AP 侧→BL 侧）和/或泵出越少（BL 侧→AP 侧），亦即转运率越接近于 1。

实验方法

（一）实验器材与材料

（1）器材：高效液相色谱 - 串联质谱仪、电子天平、低速离心机、高速离心机、真空干燥箱、涡旋仪、超纯水系统、二氧化碳培养箱、倒置生物显微镜、电热恒温水浴锅、EVOM 细胞电位仪、Transwell 板、96 孔板、75 cm² 卡式培养瓶等。

（2）药物：地高辛、洋地黄、维拉帕米。

（3）试剂：DMEM 培养基（高糖）、胎牛血清（优级）、胰蛋白酶、非必需氨基酸、磷酸盐缓冲液（PBS）、HBSS 缓冲液（1×）、Ⅰ型鼠尾胶原蛋白。

（二）操作步骤

1. Caco-2 细胞模型建立

Caco-2 细胞来源于美国模式病毒种保藏中心（American type culture collection, ATCC）。采用 DMEM 培养基，培养基中含 12% 胎牛血清、1% 非必需氨基酸及 100 U/mL 青霉素和 100 μg/mL 链霉素双抗液。用 75 cm² 卡式培养瓶培养 Caco-2 细胞，置于 37 ℃培养箱中，通入 5% CO_2（相对湿度 90%），隔天换 1 次培养基。当细胞覆盖培养瓶底部80%～90%时，用0.25%胰酶消化，将细胞接种在12孔Transwell板上［Transwell板预先用Ⅰ型鼠尾胶原蛋白（2 μg/cm²）包被］，接种密度为每孔5×10⁵细胞。Transwell板A面含0.5 mL DMEM培养基，B面含1.5 mL DMEM培养基。种板后，所用培养基中含20%胎牛血清、1%非必需氨基酸及100 U/mL青霉素和100 μg/mL链霉素双抗液。每天换液1次，第4天更换为肠上皮细胞分化培养基（enterocyte differentiation medium），每天换液。种板培养7天后，细胞形成紧密单层，在每种药物的转运试验进行前及结束后，均用细胞电位仪测定跨上皮细胞电阻（transepithelial electrical resistance，TEER），以确定单层细胞的紧密性与完整性，当TEER≥250 Ω·cm²时认为细胞模型符合条件，可用于实验。

2．双向转运实验

实验前，用HBSS缓冲液将Transwell板上的Caco-2细胞洗3遍，保留最后一遍的HBSS液，将Transwell板置于37 ℃孵箱中孵育30 min后取出，用EVOM细胞电位仪测定TEER确定单层细胞的紧密性及完整性。用于实验的细胞TEER≥250 Ω·cm²。实验后再次测定TEER以保证细胞的完整性及实验的准确性。根据实验设计，分别在细胞两侧加入维拉帕米（100 μM）溶液及含4%牛血清白蛋白的HBSS缓冲液，预孵育60 min后取出，将两侧溶液吸干后于A面或B面加入1 μM地高辛HBSS缓冲液，放入37 ℃孵箱孵育，于给药（地高辛）后30 min、60 min、90 min及120 min从B面（AP→BL）或A面（BL→AP）精密吸取100 μL溶液，并测定其中的地高辛的浓度，每次取样后补足同样体积的含4%牛血清白蛋白的HBSS缓冲液至Transwell板中。

3．HPLC-MS/MS测地高辛溶液浓度

将100 μL待测样品置于1.5 mL EP管中。加入内标洋地黄溶液（150 ng/mL）10 μL，氨水（1/30）50 μL，二氯甲烷/叔丁基甲醚（1/3）1 mL，涡旋振荡2 min，静置10 min，16 000 r/min离心5 min，转移上层有机相800 μL至另一1.5 mL EP管中，置真空干燥器中挥干，残渣用流动相200 μL复溶，涡旋混合2 min，16 000 r/min离心5 min，取上清液140 μL加入进样瓶，进样体积10 μL。高效液相色谱仪采用XTerra MS C₁₈分析柱（2.1 mm×50 mm，3.5 μm，美国Waters公司），流动相为甲醇/水（含5 mmol/L甲酸铵及0.1%甲酸）（80/20，V/V），流速为200 μL/min，柱温为室温，样品室温度为20 ℃；质谱采用ESI源。质谱条件见表5-3-1。

表5-3-1 质谱条件

离子源参数	设定值
离子源（ion source）	电喷雾离子化源（ESI⁺）
电喷雾电压（spray voltage）	3 500 V
鞘气（sheath gas）	N2，35 psi
铺气（aux gas）	N2，35 psi
毛细管温度（capillary temperature）	350 ℃
碰撞能量（collision energy）	12 V（DG） 14 V（digitoxin）

续表 5 - 3 - 1

离子源参数	设定值
碰撞诱导解离（source CID）	10 V（DG） 10 V（digoxin）
碰撞气（collision gas）	Ar，1.5 mTorr
定量分析离子反应	m/z 798.0→651.0（DG） m/z 798.0→635.0（digitoxin）

4. 参数计算

根据实验原理中的 P_{app}、TR_{cum}、转运率的计算公式进行计算。

实验注意事项

（1）Caco-2 细胞在接种到 Transwell 板时，Transwell 板需要预先用 I 型鼠尾胶原蛋白（2 μg/cm²）包被，这有助于 Caco-2 细胞的贴壁以及模拟真实的生长环境，使细胞在三维环境中生长。

（2）I 型鼠尾胶原蛋白用甲醇稀释，配制成 2.8 μg/mL 浓度的溶液，每个 Transwell 小室 A 面加入 800 μL 混合的 I 型鼠尾胶原蛋白溶液，将 Transwell 板开盖放置于超净台，紫外照射过夜晾干。包被好的 Transwell 板可在 4 ℃ 保存 3 个月。

（3）Transwell 板加样或取样时一定要轻柔，不要戳到细胞层，以免破坏单细胞层结构。

实验思考题

（1）抑制剂对转运体的抑制作用分为哪几种类型？

（2）根据本实验的结构，谈谈你对药物相互作用的理解。

（3）Caco-2 细胞中有哪些转运体？列举它们的代表性/特异性底物和抑制剂。

实验四　大鼠在体肠灌流萘普生肠吸收动力学实验

实验目的

（1）了解大鼠在体肠灌流吸收实验测定药物肠吸收动力学的方法。
（2）考察萘普生在肠道空肠段和结肠段的吸收动力学特征。
（3）分析萘普生在肠道的吸收机制。

实验原理

　　药物经口服给药的主要吸收部位是胃肠道。一种药物能否经口服吸收，首先取决于其自身的理化性质，其次是药物的膜转运和吸收机制，以及影响药物吸收的生理、物化和剂型等因素。探明药物在肠道各区段的吸收动力学特征、吸收部位及吸收机制对确定合理的临床给药方案及指导各种制剂的处方设计，尤其是缓释、控释制剂的处方设计具有重要意义，是口服药物开发的重要环节。

　　吸收部位的研究可以通过 Caco-2 细胞模型、离体、在体、体内等多种实验方法进行。离体实验破坏了肠管真实的生存环境，结果与实际吸收可能存在较大误差；在体实验方法运用较多，如肠管插管、肠段结扎、肠血管灌流、肠肝血管灌流等。不同性质的药物可通过适当调整实验方案进行研究。

　　大鼠在体肠灌流吸收实验，根据萘普生钠供试液（含萘普生钠和酚红）中大分子络合物酚红不被小肠吸收而萘普生可被小肠吸收的特点，测定不同时间的酚红浓度，根据浓度变化计算不同时间供试液的体积，计算不同时间萘普生的浓度，考察萘普生在大鼠肠道的吸收动力学，研究萘普生的吸收部位和吸收动力学特征，可为口服制剂的设计提供生物药剂学依据。

　　紫外分光光度法原理见第四编实验一。

实验方法

（一）实验器材与材料

（1）器材：紫外分光光度计，分析天平，离心机，蠕动泵，乳胶管，恒温水浴锅，

10 mL、50 mL、100 mL 容量瓶，1 mL、2 mL、5 mL、10 mL 移液管，具塞试管，微孔滤膜，5 mL 注射器，大鼠固定装置，手术剪，手术镊，眼科剪，眼科镊。

（2）试剂：萘普生钠，酚红，生理盐水。

（3）动物：健康成年 SD 大鼠，雄性，体重 180～220 g。

（二）操作步骤

1. 试剂制备

精密吸取萘普生标准储备液（1 000 μg/mL）5 mL 和酚红标准储备液（200 μg/mL）10 mL，用生理盐水定容至 100 mL，制得含有 50 μg/mL 萘普生和 20 μg/mL 酚红的供试液。

2. 标准曲线制备

（1）酚红的标准曲线。精密吸取 200 μg/mL 酚红溶液 0.5 mL、1.0 mL、2.0 mL、3.0 mL、4.0 mL、6.0 mL 于 10 mL 容量瓶中，用生理盐水稀释至刻度。振荡混匀后再分别精密吸取各稀释液 0.5 mL 于 10 mL 具塞试管中，加入 1 mol/L 的氢氧化钠 5 mL 显色后，在 550 nm 处测定吸光度，以吸光度对浓度做线性回归，即得酚红的标准曲线方程。

（2）加入酚红的萘普生标准曲线。精密称定干燥至恒重的萘普生（注意从萘普生钠转换）0.1 g 至 100 mL 容量瓶中，用生理盐水溶解并定容，配制成 1 000 μg/mL 溶液。再分别精密吸取此溶液 0.50 mL、1.25 mL、2.50 mL、3.75 mL、5.00 mL、6.25 mL 于 50 mL 容量瓶中，并分别加入 200 μg/mL 酚红溶液 5.0 mL，用生理盐水稀释至刻度，于 330 nm 处测定吸光度，以吸光度对浓度做线性回归，得到加入酚红的萘普生标准曲线方程。

3. 萘普生及酚红的定量检测法

将待测样品于 330 nm 处测定吸光度，根据加入酚红的萘普生标准曲线方程计算样品中萘普生的浓度。

将待测样品加入 1 mol/L 氢氧化钠 5 mL 显色后，在 550 nm 处测定吸光度，根据测定得到的酚红标准曲线方程计算样品中酚红的浓度。

4. 大鼠在体肠回流操作

（1）大鼠麻醉。取实验前一夜断食的大鼠 1 只（雄性，体重约 220 g），按 40 mg/kg 腹腔注射戊巴比妥钠麻醉，并背位固定于固定台上。

（2）小肠两端插管。沿腹部正中线切开腹部（约 3 cm），在离幽门 15 cm 处空肠段和结肠下部各插入细玻璃管一支，用线扎紧入端，另一端分别套接乳胶管。

（3）洗涤肠管。将 37 ℃生理盐水以 2 mL/min 的流速从空肠部玻璃管缓缓注入肠管，洗去肠管内容物，充分洗涤后注送空气使洗涤液尽量流尽。

（4）肠回流。将萘普生钠供试液 50 mL 置于贮液瓶中，开动蠕动泵，记录开始回流时间，药液以 2.5 mL/min 的速度由空肠进入肠管，经结肠回流入贮液瓶中。

（5）取样测定。于回流 15 min、30 min、45 min、60 min、75 min、90 min 取回流液 2.4 mL，同时补充等量的恒温供试液。回流液经微孔滤膜过滤，取 2 份过滤液，一份 1.5 mL，另一份 0.5 mL，分别参照萘普生及酚红的定量检测法测定萘普生的浓度及酚红的浓度。

5. 参数计算

（1）根据 t_n 时间点测得的循环液中酚红浓度 $C_{n酚红}$（μg/mL），计算该时刻循环液体积 V_n（mL）：

$$V_n = \frac{1\,000 - \sum_{i=1}^{n-1} 2C_{i酚红} + 40(n-1)}{C_{n酚红}}$$

（2）根据不同时间点测定的循环液中萘普生浓度 $C_{n萘普生}$（μg/mL），计算 $0 \sim t_n$ 时间内萘普生的肠段吸收量 Q_n（μg）：

$$Q_n = 2\,500 - C_{n萘普生} \times V_n - \sum_{i=1}^{n-1} C_{i萘普生} \times 2 + 50 \times 2 \times (n-1)$$

（3）以 $\ln Q_n$ 对 t_n 作图，通过线性回归计算斜率，即萘普生吸收速率常数 K_a。

实验注意事项

（1）注意萘普生、萘普生钠之间量的换算。

（2）该方法明确，操作简单易行，但不能排除肠道对水分吸收产生的影响。小肠在吸收药物的过程中会吸收水分，导致灌流液体积减少，因此，不能用直接测定药物浓度的方法来计算剩余药量。

（3）在体肠实验过程中，需要对肠道因水分吸收所造成的灌流液体积及药物浓度的变化进行校正。方法通常有两种：一种是通过测定吸收实验前后灌流液的重量差进行校正；另一种是加入肠道不吸收的物质，如以酚红、^{14}C-PEG 等作为标示物进行校正。

（4）由于酚红在肠道生理条件下不被吸收，故可用酚红浓度的变化来校正不同时间的灌流液体积。

（5）可以考虑将药物进行在体肠循环，同时收集不同时间点的血药浓度进行测定比较。

（6）灌流液流速对肠道吸收过程有较大影响，K_a 和 P_{app} 值随灌流速度的加快而提高，且流速过大可能会造成肠道黏膜壁的损伤，造成吸收速度与真实值相比有较大偏差。本实验可模拟空腹状态下肠道的正常生理状态进行灌流（0.2 mL/min）。

实验思考题

（1）酚红在本实验中起什么作用？本法可否用于其他药物小肠吸收的研究？

（2）推测萘普生在肠道的吸收机制。药物的理化性质对其吸收有什么影响？胃肠道 pH 对其吸收有什么影响？

（3）如果需要设计日服一次的萘普生口服缓释、控释制剂，根据萘普生在肠道中的吸收动力学特征，应从哪些方面进行考虑？

实验五　姜黄素在 SD 大鼠体外血浆蛋白结合率实验

实验目的

（1）了解 SD 大鼠体外血浆蛋白结合率研究的方法。

（2）考察姜黄素在 SD 大鼠体外血浆蛋白结合率的特征。

实验原理

只有游离型药物才能通过脂膜向组织扩散，被肾小管滤过或被肝脏代谢，因此，药物与蛋白的结合会明显影响药物分布与消除的动力学过程，并降低药物在靶部位的作用强度。

药物的血浆蛋白结合率（plasma protein binding rate）研究是非临床药代动力学研究的组成部分。血浆蛋白结合率是药物与血浆蛋白结合的量占药物总量的比例，是药物代谢动力学的重要参数之一。当药物的血浆蛋白结合率较高时，向体内各个组织器官自由转运的游离型药物会大大减少，因而对药物的组织分布有极大的影响，并可进一步影响到药物在作用部位的疗效、药物的代谢和排泄过程。

血浆中与药物结合的蛋白主要有白蛋白（albumin，65 kDa）、脂蛋白（lipoprotein，200～3 400 kDa）、α1－酸性糖蛋白（alpha acid glucoprotein，44 kDa）。而白蛋白是血浆中含量最高的蛋白，占血浆蛋白总量的60%，是主要的药物结合蛋白。

目前，药物的血浆蛋白结合率的研究方法众多，主要有平衡透析（equilibrium dialysis，ED）、超过滤（ultrafiltration，UF）、超离心（ultracentrifugation）、微透析、快速或动力透析、分配平衡、光谱等方法。其中，平衡透析、超过滤和微透析法是文献报道使用最多的三种方法。平衡透析法是基于药物与血浆中的蛋白经过长时间动态结合后达到平衡状态的作用原理，此法简单、经济，但由于透析过程达到平衡状态需要的时间较长（通常 37 ℃静置透析需要 16～48 h 达扩散平衡，低温下需要更长时间），以及必须严格控制透析体系中血浆和缓冲液的 pH，且透析液与透析袋的接触面积较大，导致吸附作用也较其他方法明显。近年来微透析法快速发展，可直接测定体内游离药物浓度；但因仅能测定游离药物浓度，无法测定总浓度或结合药物浓度，大大限制了其使用。超滤法则是利用半透膜的原理，方便、快捷，不受体积迁移和稀释效应的影响，在短时间内（一般在 1 h 以内）即可收集到所需的超滤液，并结合目前分析领域中常用的液质联用技术测定游离药物的浓度，该方法已被广泛应用于大规模生物样品中游离药物浓度的分析。超滤法可应用于游离药物浓度、血浆蛋白结合率的测定。相对于平衡透析法，超滤法具有设备简单、操作快速、血浆样品用量少等优点。

姜黄素是中药姜黄、郁金、莪术中的主要活性成分，毒副作用低，临床主要应用于炎症、肿瘤、糖尿病治疗等领域。姜黄素还是一种高活性的脂溶性抗氧化剂，具有较高的脂溶性，更容易透过血脑屏障，因此被应用于治疗阿尔茨海默病。

本实验主要采用超滤法结合高效液相色谱 – 串联质谱法（HPLC – MS/MS）测定 SD 大鼠体外血浆蛋白与姜黄素的结合率，为姜黄素的药理学研究和临床应用提供参考。

实验方法

（一）实验器材与材料

（1）器材：高效液相色谱 – 串联质谱仪（Agilent 1260 液相色谱仪、6410B 三重四级杆串联质谱仪）、分析天平、小型台式高速冷冻离心机、涡旋仪、水浴锅、真空离心浓缩仪、移液器（100 ～ 1000 μL、20 ～ 200 μL、0.5 ～ 10 μL）及吸头、注射器、剪刀、镊子、止血钳、Amicon Ultra – 0.5 mL 超滤管（Millipore，10k）。

（2）试剂与药物：姜黄素对照品、乙酸乙酯（色谱纯）、甲醇（色谱纯）、超纯水、蛋白含量检测试剂盒、水合氯醛、磷酸氢二钠、磷酸二氢钠、氯化钠。

（3）动物：健康成年 SD 大鼠，雄性，体重 250 ～ 300 g。

（二）操作步骤

1. 溶液、样品制备

（1）姜黄素储备液及标准工作液配制。精密称取姜黄素对照品适量，加甲醇溶解，定容于 10 mL 容量瓶，制备成 1 mg/mL 姜黄素储备液。用甲醇梯度稀释成一系列标准工作液，置于 –20℃冰箱保存。

（2）磷酸盐缓冲液（PBS）（pH 7.4）中含有 100 mmol/L 磷酸氢二钠 – 磷酸二氢钠和 150 mmol/L 氯化钠。

2. SD 大鼠血浆采集

SD 大鼠用水合氯醛麻醉后，从腹主动脉采集空白血样，用肝素抗凝，12 000 r/min 4 ℃离心 5 min，分离血浆，置于 –20 ℃冰箱中保存。

3. 色谱条件及质谱条件

（1）色谱条件。色谱柱为 Zorbax XDB Plus-C_{18}（2.1 mm × 50 mm，3.5 μm），流动相为甲醇/水（70/30，V/V），流速 0.2 mL/min，柱温 25 ℃，进样体积 10 μL。

（2）质谱条件。ESI 源、负离子模式、多反应监测，干燥气温度 325 ℃，干燥气流速 10 L/min，雾化气压力 20 psi，毛细管电压 4 000 V，碰撞气为高纯氮气，驻留时间 200 ms，姜黄素检测离子对为 m/z 367.1→133.9，裂解电压为 92 V，裂解能量为 36 eV。

4. 姜黄素血浆样品前处理方法

取 0.1 mL 血浆样品置于 1.5 mL EP 管中，加入 0.5 mL 乙酸乙酯，涡旋 1 min，12 000 r/min 4℃ 离心 5 min，取上层有机溶剂置于另一干净的 1.5 mL EP 管中，真空离心浓缩后加入 0.1 mL 流动相复溶，12 000 r/min 4℃ 离心 5 min，取上清液，用 HPLC − MS/MS 测定。

5. 姜黄素在 PBS 中稳定性的考察

取姜黄素储备液，用甲醇稀释至 2 μg/mL，再取此姜黄素溶液 0.1 mL，加入 1.9 mL 的 PBS 或甲醇中，配制成 100 ng/mL 姜黄素溶液，分别在见光或避光条件下放置 0 h、0.5 h、1 h、2 h、3 h、4 h。取出 0.1 mL，用 HPLC − MS/MS 检测姜黄素，考察姜黄素在 PBS 中的稳定性。

6. HPLC − MS/MS 方法学验证

1）特异性。分别用超滤前后 SD 大鼠空白血浆考察至少 6 个来自不同个体的空白血浆、空白血浆加姜黄素、待测血浆样品的色谱图，反映分析方法的特异性。

2）标准曲线。分别用超滤前后 SD 大鼠空白血浆配制 25 ng/mL、50 ng/mL、100 ng/mL、200 ng/mL、400 ng/mL、800 ng/mL、1 600 ng/mL 系列姜黄素标准曲线血浆样本。以上血浆样本按上述"4. 姜黄素血浆样品前处理方法"处理，进行 HPLC − MS/MS 分析。以已知浓度为横坐标、所得不同浓度姜黄素的峰面积为纵坐标，用加权最小二乘法进行回归运算，求得直线回归方程。

3）精密度和准确度。分别用超滤前后 SD 大鼠空白血浆制备含姜黄素质控浓度的大鼠血浆（低、中、高浓度各 5 个样品），按上述"4. 姜黄素血浆样品前处理方法"处理，进行 HPLC − MS/MS 分析，考察分析方法的批内精密度与准确度；通过在不同天连续制备并测定 3 个合格的分析批（共 45 个样品），考察方法的批间精密度与准确度。精密度用质控样品的批内和批间相对标准偏差（RSD）表示，一般应小于 15%，在定量下限附近应小于 20%；准确度用相对回收率表示，应控制在 85% ～ 115% 范围内，在定量下限附近应在 80% ～ 120% 范围内。

4）回收率。分别用超滤前、超滤后 SD 大鼠空白血浆制备含姜黄素质控浓度的大鼠血浆样品（低、中、高浓度各 5 个样品），按上述"4. 姜黄素血浆样品前处理方法"处理，用 HPLC − MS/MS 分析，得峰面积 C；取空白生物样品数份，按上述"4. 姜黄素血浆样品前处理方法"处理，用所得的溶液配制质控浓度的姜黄素等标溶液（每个浓度各 5 个样品），进行 HPLC − MS/MS 分析，得峰面积为 B；依"（C/B）×100%"计算提取（绝对）回收率。姜黄素质控浓度的不同生物样品，经 HPLC − MS/MS 分析后通过标准曲线计算实测浓度，依"（实测浓度/对应理论浓度）×100%"计算方法（相对）回收率。

5）基质效应。分别用超滤前、超滤后 SD 大鼠空白血浆制备含姜黄素质控浓度的 100 μL 标准溶液（低、中、高浓度各 5 个样品），进行 HPLC − MS/MS 分析，得峰面积为 C；取 100 μL 空白血浆样品数份，按上述"4. 姜黄素血浆样品前处理方法"处理，用所得溶液配制姜黄素质控浓度的溶液 100 μL（每个浓度各 5 个样品），进行 HPLC − MS/MS 分析，得峰面积为 B。依"（B/C）×100%"计算绝对介质效应。通过不同来源生物样品绝对介质效应的相对标准偏差（RSD）来反映相对介质效应的大小。如果绝对介质效应的值为100%，则不存在介质效应；如果小于100%，则认为存在介质效应（离子抑制）；如果大于100%，则认为存在介质效应（离子增强）；与100%相比，如该值的偏差在 ±10% 内，则认为介质效应可以忽略，相对介质效应的 RSD 值应在 ± 15% 范围内。

6）稳定性。

（1）室温放置稳定性。分别用超滤前、超滤后 SD 大鼠空白血浆制备含姜黄素质控浓度的大鼠血浆样品（低、中、高浓度各5个样品），按上述"4. 姜黄素血浆样品前处理方法"处理，进行 HPLC–MS/MS 分析，考察 SD 大鼠血浆中姜黄素在室温条件下的稳定性。

（2）提取液进样器（15 ℃）放置稳定性。分别用超滤前、超滤后 SD 大鼠空白血浆制备含姜黄素质控浓度的大鼠血浆样品（低、中、高浓度各5个样品），按上述"4. 姜黄素血浆样品前处理方法"处理，依前述方法分析后，该提取液于进样器（15 ℃）放置12 h 后，并同时新配制相应的标准曲线及质控浓度样本，再进行 HPLC–MS/MS 分析。然后依前述方法分析，求得偏差。

7. 姜黄素与大鼠血浆蛋白结合率研究

1）超滤管前处理方法。超滤管内管中加入0.5 mL 超纯水，室温静置5 min，4 ℃，1 000 r/min 离心30 s，润湿超滤管及滤膜。弃去超滤管内管中超纯水，并用滤纸将超滤管中残液吸干，备用。

2）超滤管对姜黄素吸附性考察。把0.5 mL 已知浓度的姜黄素标准工作液加入提前润湿好的超滤管中（平行操作3份），放置30 min 后，4 ℃低速离心，超滤液 12 000 r/min 4 ℃离心5 min，进行 HPLC–MS/MS 分析。考察超滤管对姜黄素是否存在吸附作用。

3）孵育温度与孵育时间考察。考察孵育温度为 4 ℃、37 ℃，孵育时间为 0.5 h、1 h、2 h、3 h、4 h，姜黄素与 SD 大鼠空白血浆结合率的情况，确定姜黄素稳定且血浆蛋白结合达到平衡的孵育温度及孵育时间作为该实验最终的孵育条件。

4）超滤转数与超滤时间的考察。超滤时，应根据样品性质和需要收集的超滤液体积确定超滤时间和速度。根据不漏蛋白且超滤液体积与超滤前总体积之比以 0.3 ～ 0.6 为宜的原则（超滤液与超滤前体积之比不能太大，否则超滤后得到的超滤液中蛋白质溶液因超滤过程而过分浓缩，从而引起药物与蛋白结合常数变化），并用 Braford 蛋白含量检测试剂盒测定超滤液中蛋白质浓度，以确定最终的超滤转数及超滤时间。

5）姜黄素与大鼠血浆蛋白结合率研究。

（1）取出 SD 大鼠空白血浆，室温解冻，37 ℃预热。

（2）姜黄素工作液制备：取适量的姜黄素储备液（1 mg/mL），用 PBS 稀释得到 6.0 μg/mL、16.0 μg/mL、24.0 μg/mL 姜黄素标准溶液，取上述姜黄素工作液0.1 mL，分别加入 1.9 mL 已预热的 SD 大鼠空白血浆，得到姜黄素终浓度为 300 ng/mL、800 ng/mL、1 200 ng/mL 的含药血浆。

（3）孵育。具体孵育温度及孵育时间根据上述"3）孵育温度与孵育时间考察"结果确定。

（4）孵育结束后，涡旋混匀，分别取 100 mL 血浆样品液待测，得出血浆中姜黄素的总浓度（每个浓度分析 3 个平行样品）。另各取 500 mL 孵育后的含药血浆置于超滤管中，每个浓度分析 3 个平行样品，离心制备超滤液（离心转数及时间根据上述"4）超滤转数与超滤时间的考察"确定）。

（5）离心结束后，把超滤外液涡旋混匀，并分别取 0.1 mL 超滤外液至干净的 1.5 mL 塑料离心管中。

（6）把上述（4）和（5）的样本按上述"4. 姜黄素血浆样品前处理方法"处理，进行 HPLC – MS/MS 分析，测得 SD 大鼠血浆中姜黄素总浓度（$C_总$）和姜黄素游离浓度（$C_{游离}$）。

8. 参数计算

血浆蛋白结合率计算公式：

$$血浆蛋白结合率（\%）=(C_总 - C_{游离})/C_总 \times 100\%$$

式中，$C_总$ 为药物总浓度，$C_{游离}$ 为超滤液中药物游离浓度。

血浆蛋白结合能力判断标准：

结合率（%）≥99.0，极高；95.0≤结合率（%）<99.0，高；50.0≤结合率（%）<95.0，中；结合率（%）<50.0，低。

实验注意事项

（1）超滤管使用前要先用超纯水润湿。

（2）分别用超滤前、超滤后 SD 大鼠空白血浆作为空白基质，制备相应的标准曲线及质控样本。

实验思考题

（1）血浆蛋白结合率实验中，除了本实验中的超滤法外，还有哪些方法？各有哪些优点和缺点？

（2）血浆蛋白结合率实验中，可以用正常血浆的标准曲线测定超滤液中药物的浓度吗？为什么？

（3）体外血浆蛋白结合率实验中，3 个浓度的选择需要注意哪些问题？

第六编　药物相互作用实验（推荐）

实验一　合并使用苯妥英对大鼠体内氨茶碱药代动力学影响的实验

实验目的

（1）掌握大鼠灌胃口服和腹腔注射的给药方法。

（2）掌握眼眶取血的操作与血液样本的采集、处理方法以及高效液相色谱使用方法。

（3）熟悉苯妥英与氨茶碱药物相互作用的原理。

实验原理

氨茶碱（图6-1-1）为茶碱与乙二胺复盐，其药理作用主要来自茶碱，乙二胺使其水溶性增强，其化学名为1,3-二甲基-3,7-二氢-1H-嘌呤-2,6-二酮-1,2-乙二胺盐二水合物。

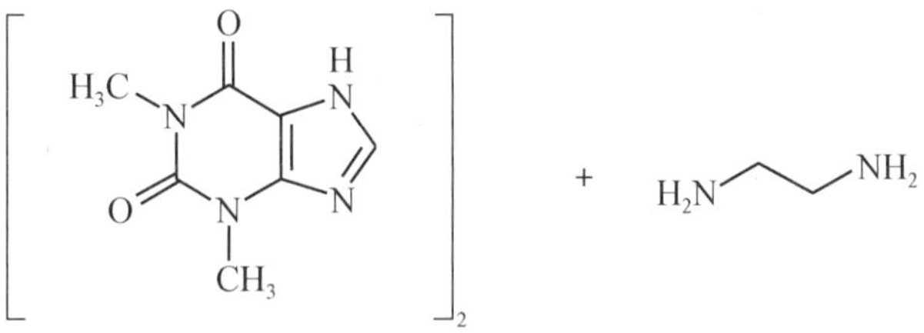

图6-1-1　氨茶碱结构式

氨茶碱对呼吸道平滑肌有直接松弛作用，经口服、直肠或胃肠道外给药均能迅速被吸收。在体内，氨茶碱释放出茶碱，后者的蛋白结合率为60%。对于健康成人，氨茶碱表观分布容积（V_d）约为0.5 L/kg，半衰期为3~9 h。空腹状态下口服本品，在2 h

145

血药浓度达峰值。本品的大部分以代谢产物形式通过肾排出，10% 以原形排出。研究表明，大鼠灌胃给予氨茶碱后，其代谢符合二室模型，半衰期约为 3.5 h。

氨茶碱在体内释放出茶碱，茶碱可被肝脏细胞色素 P450 同工酶 CYP3A4、CYP1A2 代谢。苯妥英是 CYP 酶的强诱导剂，可诱导肝药酶，提高茶碱的肝清除率，使茶碱血药浓度降低。

茶碱目前常用的检测方法包括高效液相色谱 – 紫外检测法、紫外分光光度法、气相色谱法、放射免疫法、均相酶免疫分析法、均相荧光分析法。茶碱属于嘌呤类生物碱，具有嘌呤环结构。嘌呤环存在共轭双键，具有强的紫外吸收光谱。据报道，茶碱的最大吸收波长是 274 nm。

实验方法

（一）实验器材与材料

（1）器材：高效液相色谱仪、自动进样器、进样瓶、内衬管、色谱柱、分析天平、电子秤、离心机、涡旋仪、冰箱、移液器（100 ～ 1 000 μL、20 ～ 200 μL、0.5 ～ 10 μL）及吸头、注射器、灌胃针、毛细管、各种玻璃仪器、塑料离心管等。

（2）动物：健康成年 SD 大鼠，雌雄各半，体重 250 ～ 300 g。

（3）药物：氨茶碱片、苯妥英钠注射液。

（4）试剂：茶碱对照品、对乙酰氨基酚对照品、肝素封管液（100 U/mL）、甲醇（色谱纯）、乙酸铵（分析纯）、甲醇水溶液（甲醇/水 = 1/1）、超纯水、75% 乙醇等。

（二）操作步骤

1. 溶液、样品制备

（1）茶碱标准储备液。取茶碱标准品 10 mg，精密称定，用甲醇溶解并定容至 10 mL，得浓度为 1 mg/mL 的储备液（编号：Stock）。

（2）内标工作液。取对乙酰氨基酚标准品 10 mg，精密称定，用甲醇溶解并定容至 10 mL，得浓度为 1 mg/mL 的内标工作液。

（3）标准曲线工作液制备（表 6 – 1 – 1）。取茶碱标准储备液，用甲醇水溶液（甲醇/水 = 1/1）稀释至浓度为 10 μg/mL、20 μg/mL、40 μg/mL、100 μg/mL、200 μg/mL、400 μg/mL、800 μg/mL 的标准曲线工作液。

表 6 – 1 – 1　标准曲线工作液制备

编号	浓度/(μg/mL)	加入溶液			甲醇水溶液（甲醇/水 = 1/1）体积/μL
		编号	浓度/(μg/mL)	体积/μL	
7	800	Stock	1 000	800	200

续表6－1－1

编号	浓度/ (μg/mL)	加入溶液			甲醇水溶液 (甲醇/水 =1/1) 体积/μL
		编号	浓度/（μg/mL）	体积/μL	
6	400	Stock	1 000	400	600
5	200	Stock	1 000	200	800
4	100	Stock	1 000	100	900
3	40	6	400	100	900
2	20	5	200	100	900
1	10	4	100	100	900

（4）质控样品工作液制备（表6－1－2）。取茶碱储备液，用甲醇水溶液（甲醇/水 = 1/1）稀释至浓度为 20 μg/mL、200 μg/mL 和 600 μg/mL 的质控样品工作液。

表6－1－2　质控样品工作液制备

编号	浓度/ (μg/mL)	加入溶液			甲醇水溶液 (甲醇/水 =1/1) 体积/μL
		编号	浓度/（μg/mL）	体积/μL	
HQC	600	Stock	1 000	600	400
MQC	200	Stock	1 000	200	800
LQC	20	MQC	200	100	900

（5）血浆标准曲线和质控样品制备（表6－1－3）。取茶碱标准曲线/质控样品工作液 5 μL，加入 95 μL 大鼠空白血浆，涡旋混匀。

表6－1－3　血浆标准曲线和质控样品制备

编号	血浆浓度/ （μg/mL）	工作液浓度/ （μg/mL）	工作液体积/ μL	空白血浆体积/ μL
1	0.5	10	5	95
2	1	20	5	95
3	2	40	5	95
4	5	100	5	95
5	10	200	5	95
6	20	400	5	95
7	40	800	5	95
LQC	1	20	5	95
MQC	10	200	5	95
HQC	30	600	5	95

2．给药与血样采集

给药与血样采集见表6－1－4。

表6－1－4　给药与血样采集

组别	给药方式	药物	剂量	采血时间
对照组	灌胃	氨茶碱溶液	25 mg/kg	0 min、15 min、30 min、1 h、1.5 h、2 h、2.5 h、3 h、4 h、6 h、8 h、12 h、24 h
实验组	腹腔注射	苯妥英钠注射液	100 mg/（kg·d），连续给药7天	
	灌胃、腹腔注射	氨茶碱溶液、苯妥英钠	25 mg/kg，于最后一次注射苯妥英钠后给药	

按上述时间点眼眶取血（见第四编实验二"眼眶取血"相关内容）0.3 mL，置于经肝素处理的离心管中，混匀，3 000 r/min 离心10 min，分离血浆。

3．血浆样本处理

（1）取100 μL血浆样品（标准曲线、质控、未知浓度样本），加对乙酰氨基酚内标液（1 mg/mL）10 μL，涡旋10 s，混匀。

（2）加入400 μL甲醇，涡旋30 s。

（3）15 000 r/min 离心5 min，取上清液300 μL，加入300 μL水，涡旋混匀，待测。

4．血药浓度测定

采用高效液相色谱法对血浆中茶碱浓度进行检测。采用C_{18}色谱柱（4.6 mm×250 mm，3.5 μm），流动相为甲醇/乙酸铵（2 mmol/L）（30/70，V/V），检测波长274 nm，流速1 mL/min，柱温25 ℃，进样量20 μL。

5．参数计算

具体参考第二编实验五。

实验注意事项

详见第四编实验二"实验注意事项"中的（5）至（9）项。

实验思考题

（1）氨茶碱的药时曲线呈几房室模型？为什么？

（2）除了本实验所用的高效液相法，检测氨茶碱的常用方法还有哪些？

（3）除了眼眶取血，常用的大鼠取血方法还有哪些？

（4）除了本实验所用的苯妥英外，临床上氨茶碱还会与哪些药物合用产生药物相互作用？

实验二　合并使用五酯片对大鼠体内他克莫司药代动力学影响的实验

实验目的

（1）掌握大鼠灌胃口服的给药方法。

（2）掌握颈静脉采血的操作与血液样本的采集、处理方法，以及高效液相色谱－串联质谱的使用方法。

（3）了解五酯片与他克莫司药物相互作用的原理。

实验原理

他克莫司又名 FK506，是从链霉菌属中分离出的发酵产物，是一种 23 元大环内酯类抗生素（图 6－2－1）。他克莫司是一种强力的新型免疫抑制剂，主要通过抑制白介素－2 的释放，全面抑制 T 淋巴细胞的作用。他克莫司是肝、肾移植的一线用药，在心、肺、肠、骨髓等移植中应用也有很好的疗效，并且在治疗特异性皮炎、系统性红斑狼疮、自身免疫性眼病等自身免疫性疾病中也发挥着积极的作用。

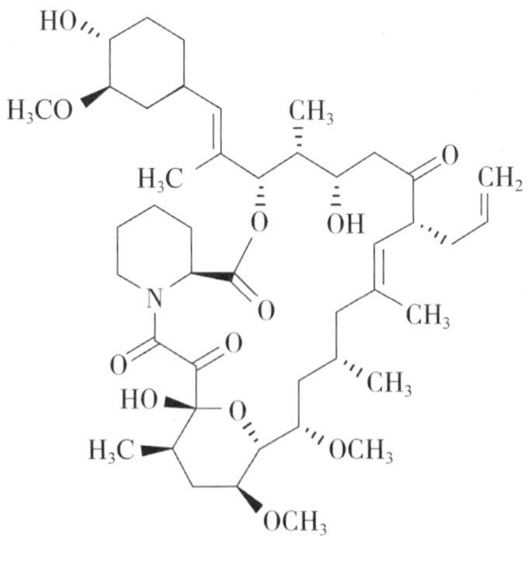

图 6－2－1　他克莫司结构式

他克莫司的主要吸收部位在胃肠道上部，口服后在胃肠道的吸收不完全，且个体差异较大。有些患者口服后吸收迅速，在 0.5 h 内达峰浓度。对于某些患者，口服后药物似乎是在一较长时间内连续吸收，呈现出平台吸收效应。根据移植患者的血浆学数据，他克莫司表观分布容积平均为 1 342 L，提示该药在体内分布广泛。他克莫司和红细胞及血浆蛋白高度结合，在鼠、狗、猴和人体内该药的血浆蛋白结合率大于 98.8%，全血/血浆他克莫司浓度的分布比大约为 20∶1（健康志愿者）。他克莫司的血浆半衰期为 3.5～40.5 h，有的高达 50 h；肾清除率小于 1 mL/min，主要经胆道清除。

他克莫司主要经肝脏和肠道的 CYP3A4、CYP3A5 进行 O-去甲基化和羟基化等氧化代谢反应，同时也是 P-gp 的底物。合用能抑制或诱导 CYP3A 或 P-gp 的药物均可使他克莫司的浓度升高或降低。临床发现，肾移植患者在合用他克莫司与南五味子的醇浸膏片五酯片（每片含五味子酯甲 7.5 mg）后，他克莫司的全血谷浓度（C_0）、峰浓度（C_{max}）及血药浓度 - 时间曲线下面积（AUC）均显著提高。机制研究表明，五酯片及其活性成分能抑制 CYP3A 和 P-gp。

实验方法

（一）实验器材与材料

（1）器材：高效液相色谱 - 串联质谱仪、进样瓶、色谱柱、分析天平、电子秤、离心机、涡旋仪、真空干燥箱、冰箱、移液器（100～1 000 μL、20～200 μL、0.5～10 μL）及吸头、注射器、各种玻璃仪器、塑料离心管、PE 导管、剃毛器、手术剪、镊子、灌胃针等。

（2）动物：大鼠，体重 250～300 g。

（3）药物：五酯片、他克莫司胶囊。

（4）试剂：他克莫司对照品、子囊霉素（FK520）对照品、乙酸铵、七水合硫酸锌、乙酸乙酯、甲醇（色谱纯）、乙腈（色谱纯）、超纯水、肝素钠注射液、氯化钠、乙醚、生理盐水等。

（二）操作步骤

1. 溶液、样品制备

（1）他克莫司标准储备液。取他克莫司标准品 1 mg，用甲醇水溶液（甲醇/水 = 1/1）1 mL 溶解，移入 100 mL 容量瓶，用纯甲醇定容至刻度，摇匀即得 10 μg/mL 的标准储备液，置于 -80 ℃冰箱保存。

（2）内标物（子囊霉素）标准液。子囊霉素标准品 1 mg，用甲醇水溶液（甲醇/水 = 1/1）1.5 mL 溶解，移入 10 mL 容量瓶，用纯甲醇定容到刻度，摇匀即得 100 μg/mL 的标准储备液，置于 -80 ℃冰箱保存。再用甲醇水溶液（甲醇/超纯水 = 1/1）梯度稀释制备 2 μg/mL 标准工作液，置于 4 ℃冰箱保存。

（3）0.1 mol/L 硫酸锌溶液。称取七水合硫酸锌 14.38 g，置于烧杯中，加水溶解后，定容至 500 mL。

（4）醋酸 – 醋酸铵缓冲液（1 mol/L，pH 4.5）。按《中国药典》（2020 年版）二部附录配制。取醋酸铵 7.7 g，加水 50 mL 溶解后，加入冰醋酸 6 mL 与适量的水使总体积为 100 mL。

（5）标准曲线全血样本制备。取不同体积他克莫司储备液用甲醇水溶液（甲醇/水 = 1/1）进行梯度稀释，制备一系列不同浓度的标准工作液（1 000 μL）。取 8 份空白全血（190 μL），分别加入表 6 – 2 – 1 中不同浓度的他克莫司标准工作液 10 μL，涡旋 30 s，混匀。

表 6 – 2 – 1　标准曲线样本的制备

试剂	编号							
	1	2	3	4	5	6	7	8
他克莫司储备液/μL	0	1	4	20	100	200	400	600
甲醇/水（1/1）/μL	1 000	999	996	980	900	800	600	400
总体积/μL	1 000	1 000	1 000	1 000	1 000	1 000	1 000	1 000
他克莫司标准工作液浓度/（ng/mL）	0	10	40	200	1 000	2 000	4 000	6 000
全血终浓度/（ng/mL）	0	0.5	2	10	50	100	200	300

（6）血浆质控样本制备。制备低、中、高 3 个浓度的质控标准液（表 6 – 2 – 2）。取不同浓度的质控标准液 10 μL，分别加入 190 μL 空白全血中，涡旋 30 s，混匀。每个浓度制备 3 份质控样本。

表 6 – 2 – 2　血浆质控样本的制备

试剂	编号		
	低	中	高
他克莫司储备液/μL	4	100	480
甲醇/水（1/1）/μL	996	900	520
总体积/μL	1 000	1 000	1 000
标准液浓度/（ng/mL）	40	1 000	4 800
全血终浓度/（ng/mL）	2	50	240

2. 动物手术

大鼠在给药前一天行右颈静脉插管手术。大鼠用乙醚轻度麻醉后，剃毛，暴露右颈术野，做一约 5 mm 切口。钝性分离出右颈静脉，结扎远心端后做一小切口，插入外径为 0.98 mm、内径为 0.56 mm 的 PE 导管后结扎固定，导管经颈背部皮下穿出，确保血流通畅后，固定于后背上，术后恢复 12 h 后用于实验，给药前 12 h 禁食。

3. 给药与血样采集

灌胃给予蒸馏水（对照组）、五酯片混悬液（剂量为 0.25 g/kg，对照组），约 1 min 后再灌胃给予他克莫司混悬液（剂量为 1.89 mg/kg）。给药与血样采集见表 6 – 2 – 3。

表 6 - 2 - 3 给药与血样采集

组别	给药方式	药物	剂量	采血时间
对照组	灌胃	蒸馏水	0.5 mL/100g	0 min、5 min、15 min、30 min、45 min、1 h、1.5 h、2 h、3 h、4 h、6 h、8 h、12 h、24 h
试验组	灌胃	0.378 mg/mL 他克莫司混悬液	1.89 mg/kg	
	灌胃	0.05 g/mL 五酯片混悬液	0.25 g/kg	
	灌胃	0.378 mg/mL 他克莫司混悬液	100 mg/kg	

按上述时间点从右颈静脉插管处取血约 220 μL 至经肝素处理的离心管中，混匀，取血后即从插管处补充同体积的肝素化生理盐水（含 50 U/mL 肝素的生理盐水）。所取血样立即精密吸取 200 μL 分装。

4. 全血样本处理

（1）200 μL 全血样品（标准曲线、质控、未知浓度样本），加入内标物子囊霉素标准液（2 μg/mL）10 μL，涡旋 30 s，混匀。

（2）加入蛋白沉淀剂 0.1 mol/L 硫酸锌溶液 400 μL，涡旋 1 min。

（3）加入另一蛋白沉淀剂乙腈 400 μL，涡旋 1 min，静置 10 min，16 000 r/min 离心 5 min。

（4）转移上层有机相至 5 mL 离心管中，加入 1.5 mL 乙酸乙酯，涡旋 1 min，静置 10 min，3 500 r/min 离心 10 min。

（5）吸上清液至 1.5 mL 离心管中，于真空干燥器中挥干，残渣用流动相 100 μL 复溶，涡旋 1 min，16 000 r/min 离心 5 min，取上清液 50 μL 加入进样瓶，待测。

5. 血药浓度测定

采用高效液相色谱 - 串联质谱法对全血中他克莫司浓度进行检测。色谱条件为：C_{18} 色谱柱（2.1 mm×50 mm，3 μm），流动相为甲醇/水（含 2 mmol/L 乙酸铵）（95：5，V/V），流速为 200 μL/min，柱温及样品器温度为 20 ℃。每个样品的进样体积为 10 μL，分析时间为 2 min。质谱条件见表 6 - 2 - 4。

表 6 - 2 - 4 质谱条件

离子源（ion source）	电喷雾离子化源（ESI$^+$）
电喷雾电压（capillary voltages）	3 000 V
脱溶剂温度（desolation temp）	350 ℃
离子源温度（source temp）	110 ℃
脱溶剂气	N_2，550 L/h
碰撞气	Ar，50 L/h

续表 6 - 2 - 4

离子源（ion source）	电喷雾离子化源（ESI$^+$）
孔电压（cone）	20 V
萃取电压（extractor）	2 V
碰撞能量（collision energy）	25 V
定量分析离子反应	m/z 821.7→768.9（FK506） m/z 809.8→757.0（FK520）

6. 参数计算

具体参考第二编实验五。

实验注意事项

（1）将大鼠做好标记，以区分对照组与试验组。

（2）注意动物实验操作安全。

（3）全血样本处理时需要平行操作。

（4）甲酸会显著降低他克莫司或子囊霉素与 NH_4^+ 形成的 $[M+NH_4]^+$ 准分子离子的信号响应，影响方法的灵敏度，因此，若高效液相色谱－串联质谱在之前使用的体系中含有甲酸，使用前应用流动相充分冲洗系统，确保去除甲酸的干扰。

实验思考题

（1）他克莫司的药时曲线呈几房室模型？为什么？

（2）很多情况下药代动力学实验常检测血浆中的药物浓度，检测他克莫司时为什么要检测其在全血中的浓度呢？

（3）临床上检测他克莫司浓度有两种免疫分析方法，即微粒子酶免疫分析法与酶联免疫分析法，其与高效液相色谱－串联质谱法相比有什么特点？

（4）除了本实验所用的五酯片外，临床上他克莫司还会与哪些药物合用产生药物相互作用？

附　　录

附录一 ＼＼＼ 动物实验中的安全防护要求

实验动物作为科学实验对象大大推动了生命科学的发展，特别是医学的发展。虽然目前开始使用一些体外模型如细胞、组织、器官以及基因材料用于科学研究和教学实验，但这些模型和材料不能完全模仿和替代人体或动物机体的复杂的生理环境，因此，仍需要使用活体动物进行实验，以进一步促进人类和动物健康相关的生命科学发展。

在进行动物实验时应该特别注意：①正确选择实验动物，必须了解所用动物的整体情况。②保证动物应享有的福利权，在使用动物进行医学或行为学的研究、检验和教学时，要有道德上的职责。要尽量照顾动物，尽量避免给动物带来不必要的痛苦或伤害。③在使用动物进行一些传染性疾病的研究时，必须保护好实验者和周围的环境，防止感染和污染。因此，实验人员必须了解动物实验的原则和要求。

一、实验动物的保护与使用原则

医学实验动物经过科学的育种、繁殖，其遗传背景比较清楚，携带的微生物和寄生虫状况明确，因此，对其保护和使用有严格的要求，一般应遵循以下原则：

（1）实验动物的饲养、使用应遵守国家的法律和规定。

（2）使用实验动物应目的明确、理由充分。不要盲目使用，以免造成不必要的伤害和浪费。

（3）使用动物应有选择恰当的种类和数量，数量满足统计学的要求即可。

（4）完善操作规程，避免或减轻实验对动物造成的不适和痛苦，包括使用适当的镇静、镇痛或麻醉方法，禁止不必要的重复，禁止在非麻醉状态下进行手术。

（5）严格按程序实施实验后动物的处理，包括麻醉、实验后的护理或实施安乐死。

（6）实验动物应有良好的生活条件，包括良好的饲养环境、符合要求的饲料及细心的饲养，并保持其生活习性，确保其健康和舒适。

（7）实验研究人员和实验动物操作人员应接受实验动物的基本知识和操作技能培训。

二、动物实验中的要求

（一）实验中对动物的限制

限制是指在实验过程中（包括检查、收集标本、给药、治疗或实验操作等）用手或工具限制动物活动的过程。使用的工具设计应合理，不仅要考虑实验的便利，更要考虑减少动物的不适和伤害，以尽量缩短限制时间，以达到实验目的为基准。在限制实验过程中，动物发生损伤或严重的行为改变时，应暂停或禁止限制，并给予处理或治疗。限制时要保证实验人员和周围人员的安全。

（二）实验操作

实验中需要对动物进行手术时，如对动物产生较大的损害，一定要使用适当的镇静、镇痛或麻醉方法，禁止不必要的重复操作。严格遵守实验操作规程，防止发生血液/体液外溅或针刺伤，避免生物污染。实验人员在操作时也容易被血液/体液污染或被器械、针头刺伤，存在潜在生物污染的危险，一定要注意自我保护，佩戴好护目镜、口罩、手套，穿着专门的实验工作服。实验完成后，手术后的动物、标本以及所用器具材料等必须按规定程序妥善处置。

（三）饮食的限制

实验用动物原则上要求随时饮食，如果一些实验需要限制动物的食物或水时，应根据研究目的保证动物存活所需的最低量。食物的限量应经过科学论证，其限量的标准应容易操作；对于水分的限量摄入，要防止动物发生脱水；保持动物的膳食平衡。

（四）实验废弃物和动物尸体的处理

（1）利器（包括针头、小刀、金属和玻璃等）的处理。利器应直接弃置于设置有国际通用黑底黄色的生物危害标志的耐扎容器（专用利器盒）内，集中送具有资质的相关部门处理。

（2）血液和体液标本的处理。用于病原微生物、病原分离培养物的生化指标等检查的血液和体液，按照要求进行处理并检测。检测后的标本项经 121 ℃ 30 min 高压灭菌处理。

（3）动物脏器组织的处理。动物器官组织，特别是用于病原微生物分离的组织应按照标准程序处理；用于病理切片的组织，须经过甲醛固定后进行切片。剩余的组织经 121 ℃ 30 min 高压灭菌处理。

（4）动物尸体的处理。实验后的动物尸体，取材后，暂时以专用塑料袋包装，于专用冰柜中冷冻，集中送具有资质的相关部门处理。

三、实验动物的使用程序与要求

（一）实验动物的基本使用程序与要求

（1）实验室如需要使用实验动物，首先应向相关部门提出申请，并填写申请表。

（2）实验动物使用申请获批准后，应根据申请的动物种属和数量，安排实验动物的饲养和使用。实验动物必须在指定的区域内饲养和使用，禁止在实验室饲养动物。实验操作结束时，应对实验动物施行安乐死术。

（3）动物实验应在实验室内指定的区域进行。

（二）有感染性动物的实验要求

（1）涉及感染性材料的操作要在生物安全柜中进行，并防止泄露在安全柜外面。该类操作包括感染动物的解剖、组织的取材、采血及动物的病原接种。

（2）动物笼具在清洗前先做消毒处理。

（3）污物、一次性物品必须放入医疗废物专用垃圾袋中，经高压灭菌后方可拿出实验室。

（4）动物尸体用双层医疗废物专用垃圾袋包裹后，放入标有"动物尸体专用"字样的容器内，用消毒液喷雾消毒容器表面后，运至解剖区域剖检。

（5）工作结束时，应用消毒液擦拭门把手和地面等表面区域。

（6）废物放入高压灭菌器内时须同时粘贴高压灭菌指示条，灭菌结束后物品移出前观察指示条颜色是否符合要求，指示条颜色不符时须重复高压灭菌。

（三）动物的饲养

（1）使用动物必须按国家标准或实验特殊要求检验，检验合格后方可进入动物实验室。饲养人员应按实验设施规定程序要求进入系统。饲养人员应佩戴好护目镜、口罩、手套，穿着专门的实验工作服等，以防止发生感染或生物污染等危险。

（2）每天应及时观察动物的饮食、精神状况，有无异常表现，如患病或死亡。

（3）动物应可自由进食、饮水，应经常检查饮水装置。定期检查水、饲料是否充足并及时补给，以保证动物的进食量和减少浪费，同时保证其他饲养条件完备。

（4）动物饲养区域应每天打扫，保持清洁，每周对地面进行 3 次消毒。每周对通道进行 2 次历时 0.5 h 的紫外线照射灭菌。

（5）喂给动物的瓜果、蔬菜等须洗净、消毒。禁止喂给动物腐烂、发霉、不洁的食物，饮水要清洁。

（6）每周对饲喂动物所用的小推车、食物、水容器等用品进行 2 次消毒。

（7）室内光照要求：明暗各 12 h，自动交替（开灯 12 h，关灯 12 h）。

（四）动物的检疫

（1）各动物的检疫期不同，大动物为 2 周，小动物为 1 周。

（2）在检疫期内观察动物的精神状态、食欲、营养状况、排泄物等；如有任何异常，动物不得用于实验，应退出动物检疫室。

（3）检疫合格的动物经适当处理后由缓冲间或物流通道进入动物实验室。

附录二 动物实验伦理

1）坚持原则、坚持科学、坚持动物实验，号召善待动物，提高实验动物福利，探索替代办法。

2）动物权益（animal right）：反对任何形式的屠杀、虐待和利用动物，包括反对猎杀、生产、试验、囚禁、观赏，以及使用以动物产品为原料的化妆品、服饰等。

3）动物福利（animal welfare）：不反对开发、利用动物资源，不反对动物生产，因为合理的开发和利用动物资源有利于提高人类的福利；但反对虐待动物，特别是在开发、利用动物过程中使动物承受不必要的痛苦。一些不必要的痛苦是利用者们强加给动物的，可以通过改进生产工艺和改变人们对待动物的态度而减少、减轻这些不必要的痛苦。

4）提倡动物福利的主要目的就是人类在更好地、合理地、人道地利用动物的同时要兼顾动物的福利，即动物活着要舒服、死时不能痛苦。

5）实验动物的5项基本福利：

（1）免受饥饿的自由：提供适当的清洁饮水及保持健康和精力所需要的食物，使动物免受饥渴之苦。

（2）生活舒适的自由：提供适当的栖息场所，使动物能够舒适地休息和睡眠，免受困顿不适之苦。

（3）免受痛苦、伤害和疾病的自由：做好防疫，预防疾病，及时给患病动物诊治，使动物免受疼痛、伤病之苦。

（4）免受恐惧和不安的自由：保证拥有良好的条件和处置方式（包括宰杀过程、安乐死等），使动物免受恐惧等精神上的痛苦。

（5）免受身体不适的自由：为动物提供表达所有自然行为的自由，提供足够的空间、适当的设施，以及与同类动物伙伴在一起，使动物能够自由表现正常的习性。

6）动物实验伦理在社会伦理需要、科学需要等方面具有重要作用。从伦理学的角度看，动物应该得到人类的尊重、照顾和感谢；动物实验伦理也关系实验结果的科学性、可靠性和稳定性。因此，实验动物在生命的全过程都应当得到良好的照顾，保持实验动物稳定的心理、生理状态，使科学实验得到理想的结果。

7）实验动物使用者需要考虑动物实验伦理的环节：

（1）实验人员的培训（动物房规范、动物实验技能）。

（2）日常饲养及护理。

（3）安乐死。

（4）实验目的的确定和必要性评估。

（5）实验设计遵循"3R"原则。

A. Replacement——替代。绝对替代：采用无生命的系统代替动物实验。相对替代：采用离体培养的细胞、组织、器官等代替动物，用系统发育树较下游的动物代替哺乳动物和高等动物。替代活体解剖动物（*in vivo*）的主要方法：体外实验（*in vitro*）、计算机模拟、人体器官捐赠、替代实验。

B. Reduction——减少。使用恰当的实验设计和数据分析方法，用较少的实验动物获取充足的数据，一体多用（合作、技术培训），尽量使用高质量动物（动物实验戒律：只能以质量代替数量，绝不可以数量代替质量，应用统计学）。

C. Refinement——优化。在符合科学原则的基础上，通过改进条件，善待动物，提高动物福利；完善实验程序和改进实验技术，避免或减轻给动物造成的与实验目的无关的疼痛和紧张不安。

附录三 标准体重动物的药物剂量换算

表 1　标准体重动物的药物剂量换算

[由动物 a 的药物剂量换算成动物 b 的药物剂量（mg·kg^{-1}），表中数值为换算系数 R_{ab}]

动物品种	小鼠 b	仓鼠 b	大鼠 b	豚鼠 b	家兔 b	家猫 b	猕猴 b	比格犬 b	狒狒 b	微型猪 b	成人 b
标准体重/kg	0.02	0.08	0.15	0.4	1.8	2.5	3.0	10.0	12.0	20.0	60.0
表面积/m^2	0.006 6	0.016 0	0.025 0	0.050 0	0.150 0	0.200 0	0.250 0	0.500 0	0.600 0	0.740 0	1.620 0
体重系数	0.089 8	0.086 2	0.088 6	0.092 1	0.101 4	0.108 6	0.120 2	0.107 7	0.114 5	0.100 4	0.105 7
系数 S	3.0	5.0	6.0	8.0	12.0	12.5	12.0	20.0	20.0	27.0	37.0
小鼠 a	1.000	0.600	0.500	0.375	0.250	0.240	0.250	0.150	0.111	0.081	—
仓鼠 a	1.670	1.000	0.833	0.625	0.417	0.250	0.250	0.185	0.135	—	—
大鼠 a	2.000	1.200	1.000	0.750	0.500	0.480	0.500	0.300	0.222	0.162	—
豚鼠 a	2.670	1.600	1.330	1.000	0.667	0.640	0.667	0.400	0.400	0.296	0.216
家兔 a	4.000	2.400	2.000	1.500	1.000	0.960	1.000	0.600	0.600	0.444	0.324
家猫 a	4.170	2.500	2.080	1.560	1.040	0.625	0.625	0.463	0.338	—	—
猕猴 a	4.000	2.400	2.000	1.500	1.000	0.960	1.000	0.600	0.600	0.444	0.324
比格犬 a	6.670	4.000	3.330	2.500	1.670	1.600	1.670	1.000	1.000	0.741	0.541
狒狒 a	6.670	4.000	3.330	2.500	1.670	1.600	1.670	1.000	1.000	0.741	0.541
微型猪 a	9.000	5.400	4.500	3.380	2.250	2.160	2.250	1.350	1.350	1.000	0.730
成人 a	12.33	7.40	6.17	4.63	3.08	2.96	3.08	1.85	1.85	1.37	1.00

注：由动物 a 的药物剂量换算成动物 b 的药物剂量，查看动物 b 列的数值。例如：由小鼠的药物剂量换算到大鼠的药物剂量，先在最左侧"动物品种"项下找到"小鼠 a"，再横排查找到"大鼠 b"，数值为"0.500"，即大鼠的单位剂量是小鼠的 0.500。

例 1　已知 150 g（标准体重）大鼠剂量为 5 mg/kg，求小鼠（标准体重）的用药剂量。查表 1，"大鼠 a"行，"小鼠 b"列的 $R_{ab} = 2.000$，故小鼠的剂量 = $D_b \times R_{ab}$ = 5 × 2 = 10 mg/kg。

例 2　已知 20 g（标准体重）小鼠剂量为 4 mg/kg，求 8 kg（标准体重）比格犬的用药剂量。查表 1，"小鼠 a"行，"比格犬 b"列的 $R_{ab} = 0.150$，故比格犬的剂量 =

$D_{\rm b} \times R_{\rm ab} = 4 \times 0.150 = 0.600$ mg/kg。

上述换算关系的前提是：我们理想地认为，对任何药物，各种动物和人的敏感程度是完全一样的。但有时事实并非如此。例如，鼠和兔对催吐药不敏感，而犬、猫则较为敏感；吗啡对一般动物有抑制作用，但对猫有兴奋作用；小鼠对抗凝血药特别敏感，中毒剂量远远小于其他动物；家兔对抗胆碱类药物（如阿托品、莨菪碱等）有明显耐受性；等等。因此，在确定动物实验中药物的用量时，要综合考虑。

表 2　非标准体重动物的校正系数（$S_{\rm a}$，$S_{\rm b}$）

$B = W/W_{标}$	$S_{\rm E} = B^{15}$	$S_{\rm b} = 1/B^{18}$
0.3	0.669	1.494
0.4	0.737	1.357
0.5	0.794	1.260
0.6	0.843	1.186
0.7	0.888	1.126
0.8	0.928	1.077
0.9	0.965	1.036
1.0	1.000	1.000
1.1	1.032	0.969
1.2	1.063	0.941
1.3	1.091	0.916
1.4	1.119	0.894
1.5	1.145	0.874
1.6	1.170	0.855
1.7	1.193	0.838
1.8	1.216	0.822
1.9	1.239	0.807
2.0	1.260	0.794
2.2	1.301	0.769
2.4	1.339	0.747
2.6	1.375	0.727
2.8	1.409	0.693
3.2	1.474	0.679

例3　已知 8 kg（标准体重）的比格犬剂量为 0.68 mg/kg，求 22 g 成年小鼠、38 g 老龄小鼠的用药剂量。

（1）查表1，"比格犬 a"行，"小鼠 b"列的 $R_{\rm ab} = 6.670$，故 20 g 小鼠的剂量 =

$D_{\text{b}} \times R_{\text{ab}} = 0.68 \times 6.670 = 4.536$ mg/kg。

（2）现 22 g 成年小鼠体重与标准体重相差不到 20%，按体重给予 4.536 mg/kg 的药物剂量，基本可行。根据标准体重 $W_{标} = 20$ g，实际体重 $W_{\text{b}} = 22$ g，$B = 22/20 = 1.1$，查表 2，$S_{\text{b}} = 0.969$，故剂量 $= D_{\text{b}} \times R_{\text{ab}} \times S_{\text{b}} = 0.68 \times 6.670 \times 0.969 = 4.395$ mg/kg，与前剂量相差不到 3%。

（3）38 g 老龄小鼠：根据 $B = 38/20 = 1.9$，查表 2，$S_{\text{b}} = 0.807$，故剂量 $= D_{\text{b}} \times R_{\text{ab}} \times S_{\text{b}} = 0.68 \times 6.670 \times 0.807 = 3.660$ mg/kg，该剂量也可用于 31 ～ 46 g 的老龄小鼠。

附录四 药代动力学实验数据管理要求

1）应使用专用的记录本及时、规范地记录实验过程与实验数据，并确保其完整性和准确性。

2）数据以电子文件形式产生、记录、处理、储存或修改时，应采用经过验证的计算机系统；记录所有操作及参与操作的实验人员、时间；确保数据的真实、可靠及可溯源性。

3）完成实验后，学生应及时撰写实验报告（实验报告内容要求见附录五），交由实验操作负责人审查。

4）实验结束后，实验操作负责人应及时将实验资料（包括实验方案、原始资料、实验记录、实验报告等）归档保存。

5）档案室负责人应详细核对归档的实验资料，确保归档资料完整、规范；严格执行实验资料查阅、借阅和归还的制度。

6）实验资料的保存期限应符合学校要求。

7）计算机系统指用于直接或间接参与数据接收、采集、处理、报告和存储的信息系统，或是整合在自动化设备中的系统，包括一个或多个硬件单元和相关软件。为确保数据的可靠性、完整性和安全性，计算机系统应满足以下基本要求：

（1）系统的设备及其附件应放置在适当的场所，确保数据安全可靠。

（2）系统应由专业技术人员负责开发、验证、操作和维护，并保留相关记录。

（3）系统必须通过验证后才能用于数据的采集、录入、处理和报告等；更换硬件、软件，或者升级系统、安装补丁后，应重新进行系统验证；应使用通过验证的软件及软件版本。

（4）系统应规定其源数据的输出类型。

（5）应定期备份并妥善保存系统的源数据文件。

（6）应对系统进行常规预防性维护，有系统故障应急系统和灾难后恢复的措施。

（7）当其他计算机系统与已配制、验证的计算机系统进行连接时，应评估新系统对原系统功能的影响。

附录五　药代动力学实验记录册书写要求

（1）完整的实验记录报告须包含以下内容：实验题目、实验日期、实验条件、实验人员、实验目的、实验原理、实验方法、实验材料、实验过程、实验结果和实验讨论。书写实验报告的过程中应注意文字简练、逻辑通顺、书写整洁，并正确使用标点符号。

（2）实验材料：应涵盖实际使用的所有实验动物、试剂、设备与器材。"实验动物"应包含动物的名称、种属、品系、等级、性别及来源等信息；"实验试剂"应包含药品的名称、厂家、规格、批号及纯度（含量、浓度）等信息；"实验设备与器材"应包含仪器或器材的名称、厂家、设备型号/规格等具体信息。

（3）实验过程：应明确记录组内人员分工，并记录操作步骤、具体实验信息和实验现象，如称量重量、溶液体积配比、离心机转速和运行温度、色谱条件及取样时间等。另外，实验操作过程如遇到意外状况，尤其需要详述，这将有利于出现非预期结果时进行回溯分析。所有记录内容应符合客观、真实、完整、清晰、准确、及时的标准。这一部分应当在实验进行过程中同步记录，并确保真实性，严禁事后补充。

（4）实验方法或实验过程中的实验步骤建议用流程图替代文字描述，更加简洁明了。

（5）实验结果：应同时呈现原始数据和处理后的结果。结果中列出的图表一律用阿拉伯数字按序编号，如图1-1、图1-2、表1-1、表1-2等。图序及图名置于图的下方，表序及表名置于表的上方。

（6）实验讨论：主要围绕实验过程中出现的问题进行思考，包括对实验结果进行分析、得出推论，总结实验过程中出现的错误并提出改进措施，回答实验思考题，等等。教师评分时着重于考查学生是否对实验中发生的异常情况进行探讨，是否对实验的完成进行自主性思考，以及得出结论的分析过程是否严密、论据是否充分合理等。

（7）参考文献：若实验讨论引用了文献的观点，应在"实验讨论"后按引用顺序列出所有参考文献。

（8）实验报告严禁涂改，如需修改应保证修改前的内容清晰可辨，在修改处旁写上修改内容，并签名、标注日期，注明修改原因。

（9）实验记录填写规范参照附录七。

附录六 受试动物血样采集记录表样稿

项目名称	

具体信息	

剂量：_____ mg/kg　　　　　　　年___月___日

动物编号	性别	体重 kg	给药途径	给药剂量 mg	给药体积 mL	给药时间		采血时间											备注
								0	5 min	10 min	15 min	30 min	45 min	1 h	1.5 h	2 h	3 h	5 h	
1	雌雄						理论												
							实际												
2	雌雄						理论												
							实际												
3	雌雄						理论												
							实际												
4	雌雄						理论												
							实际												
5	雌雄						理论												
							实际												
6	雌雄						理论												
							实际												

人员签名：

实验题目：××××××	
实验日期：×年×月×日	实验条件：温度：×℃ 湿度：×%
实验人员：×××，×××，×××，×××	
实验目的： ……	
实验原理：	
实验方法：	

实验材料：
 	
    实验动物：新西兰兔（×kg，普通级，雌性，××实验动物中心）。
    实验试剂：头孢呋辛标准品（中国食品药品检定研究院，批号××××，纯度99.9%）；……
    实验设备与器材：高效液相色谱仪（岛津，LC－16）；……	

实验过程：	

续表

实验结果：

表 1-1　HPLC 法测定家兔血浆中头孢呋辛浓度的标准曲线数据

项目	浓度/(mg/L)						a（截距）	b（斜率）	R（相关系数）
	1	2	3	4	5	6			
理论值	0.50	1.50	5.00	20.00	100.00	300.00			
权重($1/C^2$)	4.00	0.44	0.04	0.00	0.00	0.00			
目标物峰面积(A)	18 441	37 505	105 865	442 486	2 076 355	6 001 173			
内标物峰面积(B)	169 667	166 305	164 974	170 900	168 722	170 142	0.048	0.121 1	0.999 5
峰面积比	0.11	0.23	0.64	2.59	12.31	35.27			
实测浓度	0.50	1.47	4.91	20.99	101.26	290.94			
偏离度/%	0.76	-2.08	-1.87	4.96	1.26	-3.02			

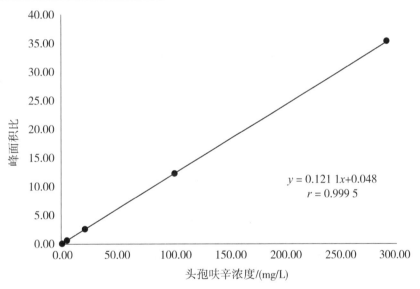

$$y = 0.121\ 1x + 0.048$$
$$r = 0.999\ 5$$

图 1-1　HPLC 法测定家兔血浆中头孢呋辛浓度标准曲线

实验讨论：

参考文献：

[序号]．作者．文章题目．刊名，出版年份，卷号（期号）：页码．

附录八 研究报告撰写规范

一、报告封面

题目：

_____

_____

姓　　名：_____

学　　号：_____

课　　程：_____

指导教师：_____

二、报告目录

目 录

三、报告正文

第一部分　研究背景、目的与方法

一、研究背景

（正文部分，中文字体采用宋体小四号，英文字体为"Times New Roman"）
…………

二、研究目的
…………

三、研究方法
…………

第二部分　药代动力学统计与分析

一、研究结果

表 1　（表格中文标题）
Tab. 1　（表格英文标题）

所有表格应采用三线表形式

图 1　（所示图中文标题）
Fig. 1　（所示图英文标题）

二、讨论与分析
…………

第三部分　全文总结

············

参考文献

［序号］主要责任者. 文献题名［J］. 刊名，年，卷（期）：起止页码.

［序号］主要责任者. 文献题名［M］. 版本项. 出版地：出版者，出版年：起止页码.

［序号］专利所有者. 专利题名：专刊号［P］. 公告日期.

参 考 文 献

［1］ 方晓玲. 药剂学实验指导［M］. 上海：复旦大学出版社, 2012.

［2］ 国家食品药品监督管理局. 化学药物临床试验报告的结构与内容技术指导原则［EB/OL］.［2005 – 03 – 18］. https：//www. nmpa. gov. cn/wwwroot/gsz05106/09. pdf.

［3］ 国家食品药品监督管理局. 药物临床试验生物样本分析实验室管理指南（试行）［EB/OL］.［2011 – 12 – 02］. https：//www. cde. org. cn/zdyz/downloadAtt? idCODE = ca7e03c10ebec8607af5753da76f43f4.

［4］ 国家食品药品监督管理总局. 药物非临床药代动力学研究技术指导原则［EB/OL］.［2014 – 05 – 13］. https：//www. nmpa. gov. cn/directory/web/nmpa/xxgk/ggtg/qtggtg/20140513120001448. html.

［5］ 国家药品监督管理局. 药品记录与数据管理要求（试行）［EB/OL］.［2020 – 06 – 24］. https：//www. nmpa. gov. cn/directory/web/nmpa/images/ufq80tKpxre84La9udzA7b7WMjAyMMTqtdo3NLrFuau45ri9vP4uZG9j. doc.

［6］ 国家药品监督管理局. 药物非临床研究质量管理规范认证管理办法［EB/OL］.［2023 – 07 – 01］. https：//www. nmpa. gov. cn/directory/web/nmpa/images/1674115799236082348. docx.

［7］ 黄继汉, 黄晓晖, 陈志扬, 等. 药理试验中动物间和动物与人体间的等效剂量换算［J］. 中国临床药理学与治疗学, 2004（9）：1069 – 1072.

［8］ 人用药品技术要求国际协调理事会. M10 Bioanalytical Method Validation and Study Sample Analysis［EB/OL］.［2022 – 05 – 24］. https：//www. cde. org. cn/ichWeb/guideIch/downloadAtt/1/dc63aea35f11de58af52831be02a9c8b.

［9］ 尹莉芳, 张娜. 生物药剂学与药物动力学［M］. 6 版. 北京：人民卫生出版社, 2022.

［10］ 余祥彬. 药剂学与药物动力学实验指导［M］. 厦门：厦门大学出版社, 2014.

［11］ 王丽, 宫瑞中, 王琛, 等. 家兔静脉注射头孢呋辛后在房水和玻璃体药物代谢动力学特征比较研究［J］. 中国药物与临床, 2020, 20（16）：2781 – 2783.

［12］ 印晓星, 杨帆. 生物药剂学与药物动力学［M］. 2 版. 北京：科学出版社, 2019.

［13］ 赵龙山, 李清, 何博赛, 等. 头孢呋辛临床药动学的研究进展［J］. 中国抗生素杂志, 2012, 37（10）：721 – 727.

［14］ PERRY C M, BROGDEN R N. Cefuroxime axetil. A review of its antibacterial activity, pharmacokinetic properties and therapeutic efficacy［J］. Drugs, 1996, 52（1）：

125 – 158.

[15] BOZZOLINO C, LEPORATI M, GANI F, et al. Development and validation of an UH-PLC-MS/MS method for β_2-agonists quantification in human urine and application to clinical samples [J]. Journal of pharmaceutical and biomedical analysis, 2018 (150): 15 – 24.

[16] DI L. An update on the importance of plasma protein binding in drug discovery and development [J]. Expert opinion on drug discovery, 2021, 16 (12): 1453 – 1465.

[17] LIU H Y, PI X T, ZHENG X L, et al. Pharmacokinetics of aminophylline delivered to the small intestine and colon using remote controlled capsules [J]. Chinese medical journal, 2010, 123 (3): 320 – 325.

[18] LIU J, TANG M, LAI H, et al. Identification of metabolites of honokiol in rat urine using 13C stable isotope labeling and liquid chromatography coupled with quadrupole time-of-flight tandem mass spectrometry [J]. Journal of chromatography A, 2013 (1295): 48 – 56.

[19] PIHLAJA T L M, NIEMISSALO S M, SIKANEN T M. Cytochrome P450 inhibition by antimicrobials and their mixtures in rainbow trout liver microsomes in vitro [J]. Environmental toxicology chemistry, 2022, 41 (3): 663 – 676.

[20] SOUZA V D, SHETTY M, BADANTHADKA M, et al. The effect of nutritional status on the pharmacokinetic profile of acetaminophen [J]. Toxicology and applied pharmacology, 2022 (438): 115888.

[21] YAN Z Y, MA L, HUANG J L, et al. New methodology for determining plasma protein binding kinetics using an enzyme reporter assay coupling with high-resolution mass spectrometry [J]. Analytical chemistry, 2023, 95 (8): 4086 – 4094.

[22] YIN B, LI J, WANG S L, YAN S Y, et al. Studies on pharmacokinetics and bioavailability of aminophylline in partridge chickens [J]. European journal of drug metabolism and pharmacokinetics, 2016, 41 (1): 19 – 25.